常见病

该怎么吃

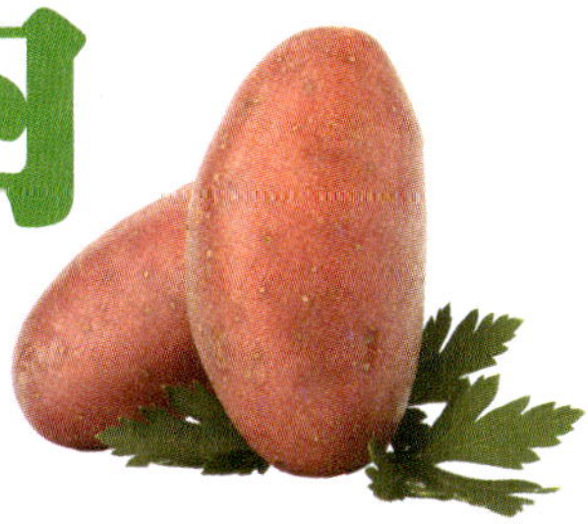

柴瑞震 主编

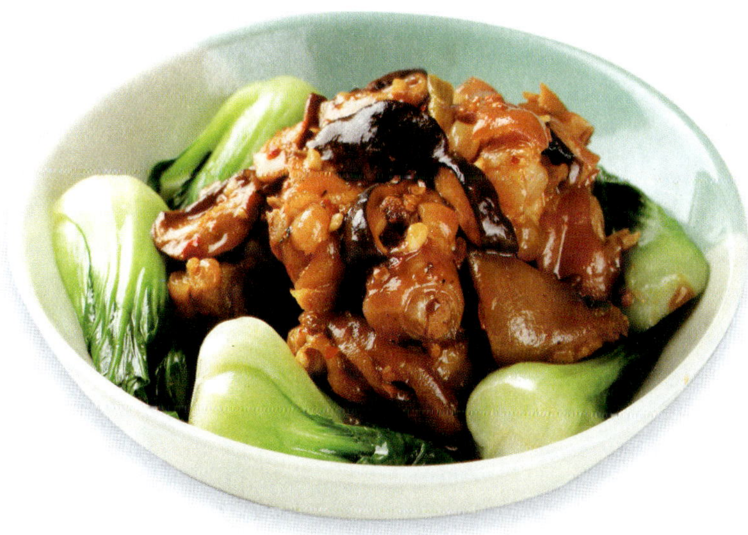

黑 龙 江
黑龙江科学

图书在版编目（CIP）数据

常见病该怎么吃 / 柴瑞震主编.--哈尔滨:黑龙江科学技术出版社,2014.7

ISBN 978-7-5388-7918-6

Ⅰ.①常… Ⅱ.①柴… Ⅲ.①常见病－食物疗法 Ⅳ.①R247.1

中国版本图书馆CIP数据核字(2014)第170392号

常见病该怎么吃

CHANGJIANBING GAI ZENMECHI

主　　编　柴瑞震
责任编辑　侯文妍
封面设计　伍　丽
出　　版　黑龙江科学技术出版社
　　　　　地址：哈尔滨市南岗区建设街41号 邮编：150001
　　　　　电话：(0451)53642106　传真：(0451)53642143
　　　　　网址：www.lkcbs.cn　www.lkpub.cn
发　　行　全国新华书店
印　　刷　深圳市彩美印刷有限公司
开　　本　635 mm ×1020 mm　1/16
印　　张　8
字　　数　80千字
版　　次　2014年12月第1版　2014年12月第1次印刷
书　　号　ISBN 978-7-5388-7918-6/R・2344
定　　价　19.90元

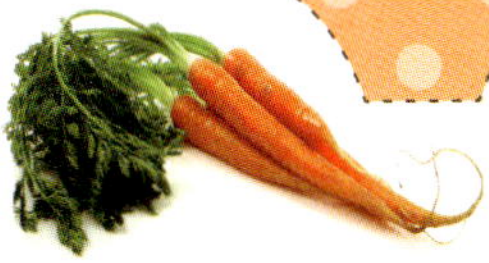

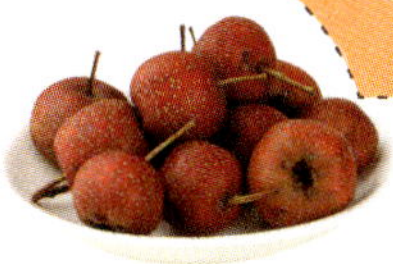

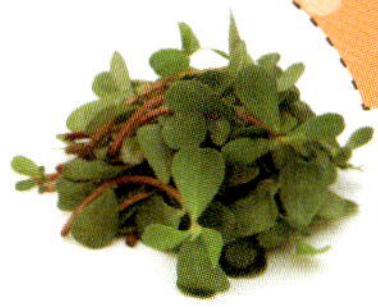

Contents 目录

Part 1 消化内科常见病食疗方案

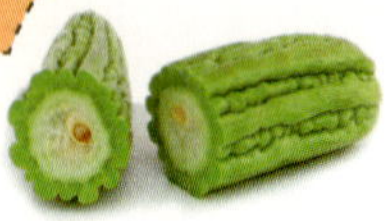

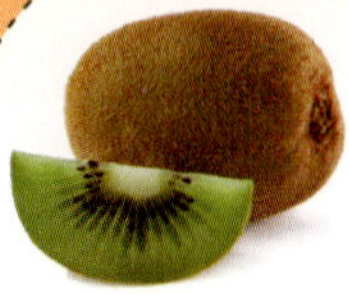

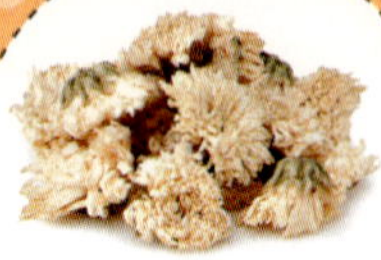

Part 2 呼吸内科常见病食疗方案

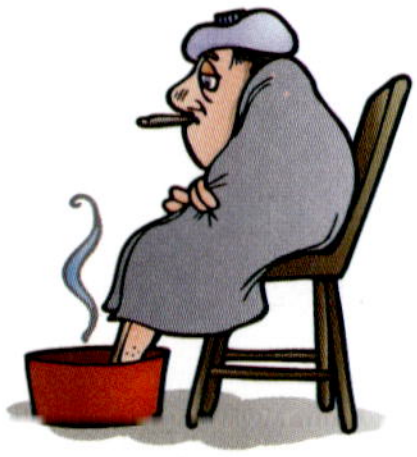

Part 3 心脑血管及内分泌常见病食疗方案

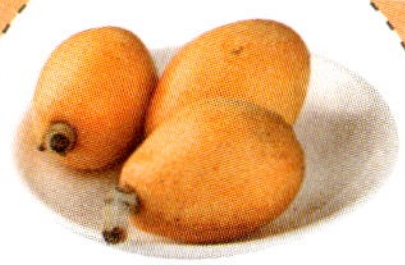
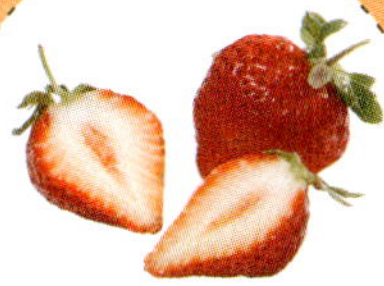

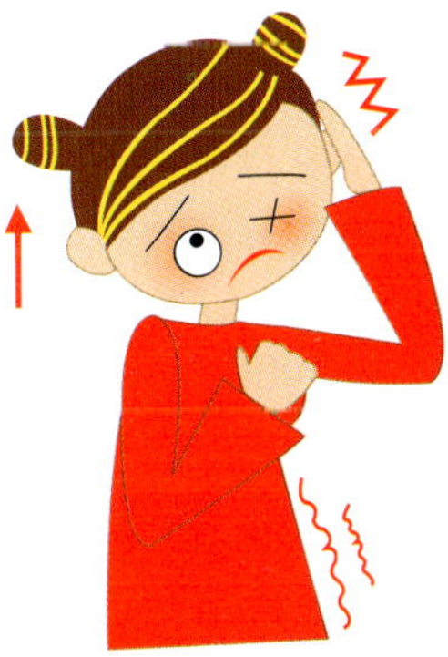

Part 4 骨科常见病食疗方案

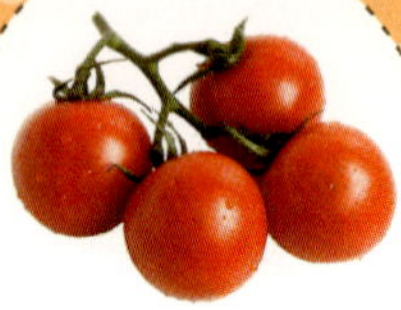
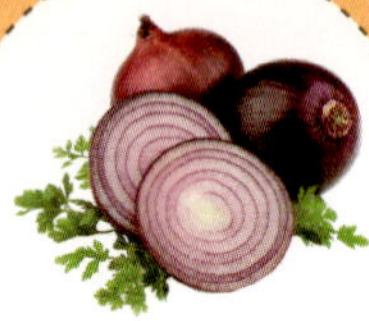
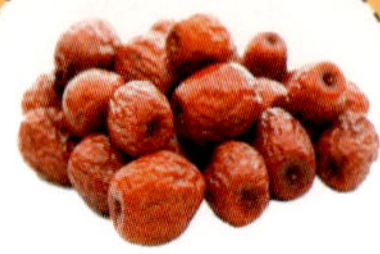

Part 5 泌尿内科常见病食疗方案

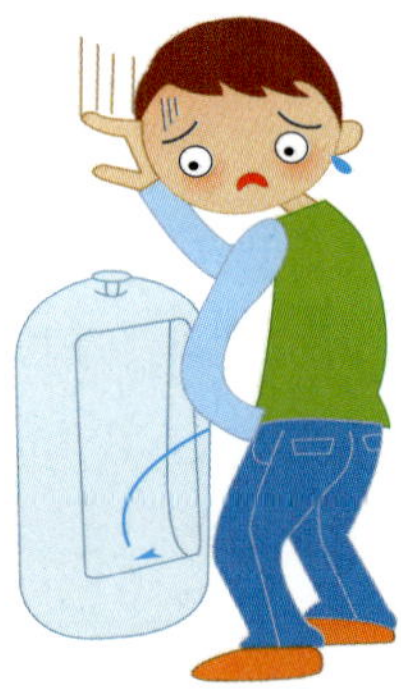

Part 6 生殖系统内科常见病食疗方案

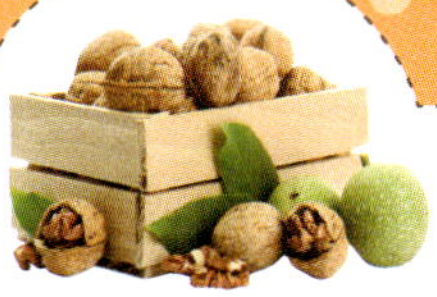
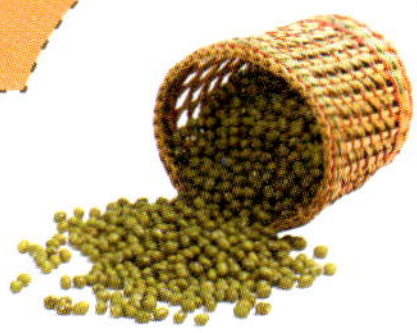
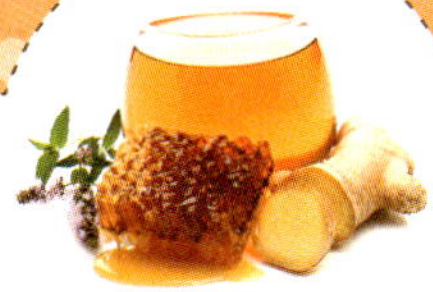

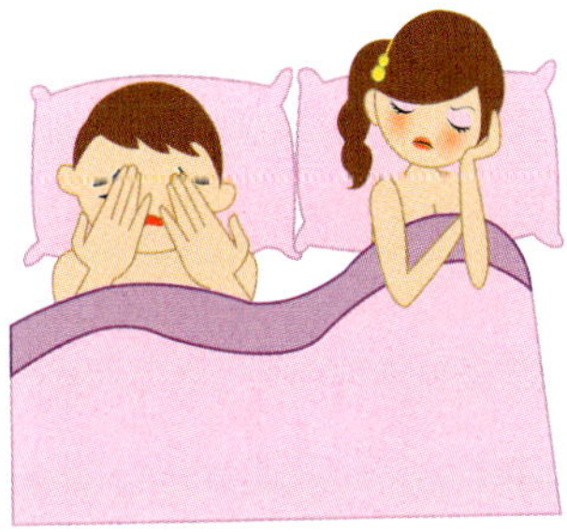

Part 7 生活杂病对症食疗方案

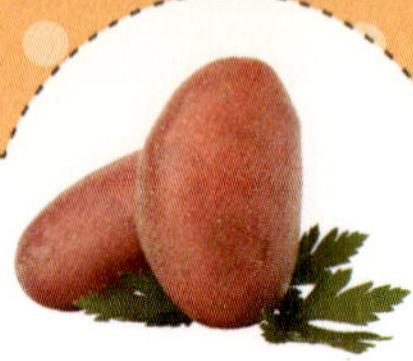
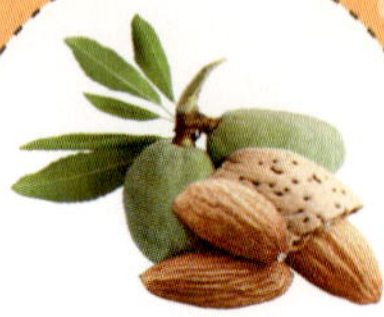
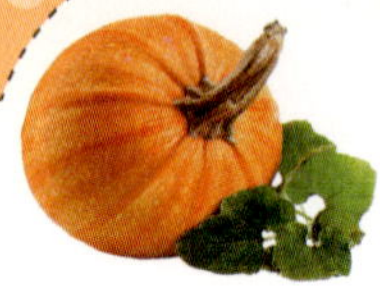

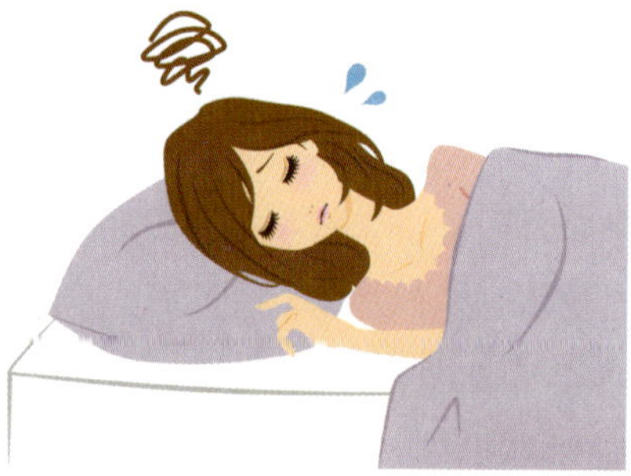

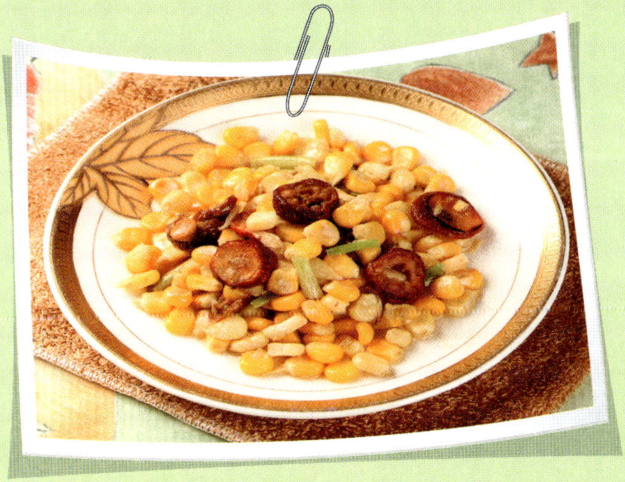

Part 1 消化内科常见病食疗方案

消化内科是研究食管、胃、小肠、大肠、肝、胆及胰腺等疾病为主要内容的临床二级学科。消化内科疾病种类繁多，医学知识面广，操作复杂而精细。

消化内科常见病包括呕吐、厌食、腹泻、腹胀、便秘、慢性胃炎、胃十二指肠溃疡、脂肪肝、肝硬化、胃癌等，这里首先针对这些常见病进行了介绍，其次对相关病症的生活保健，饮食宜忌也有所涉及，并根据不同的病症，推荐了相应的调理食谱，让读者了解怎么吃才科学。

呕吐

Outu

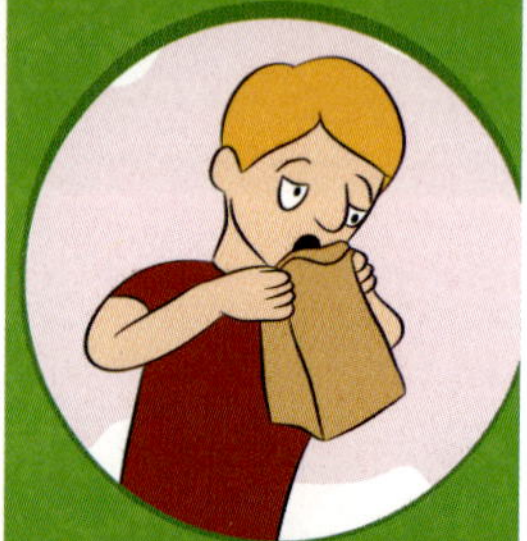

病症说明

呕吐是由于食管、胃或肠道呈逆蠕动，并伴有腹肌强力痉挛性收缩，迫使食管或胃内容物从口、鼻腔涌出。常伴有头晕、流涎、脉缓、血压降低等迷走神经兴奋症状。

饮食建议

①乳食积滞胃中而引起呕吐可选用山楂、神曲、麦芽、谷芽、枳实、大黄等。

②胃有积热可多食养阴生津的食物，如小米、大豆、牛奶、鸡蛋、瘦肉、苹果、香蕉、葡萄、山楂、西瓜等。

③脾胃虚寒宜食粳米、薏米、山药、扁豆、莲子、枣。

饮食禁忌

①至少1～2周内忌食生冷、冰镇等食物。

②少食用煎炸油腻、黏食等不易消化的食物。

枳实麦芽茶

|材料| 枳实10克，麦芽10克

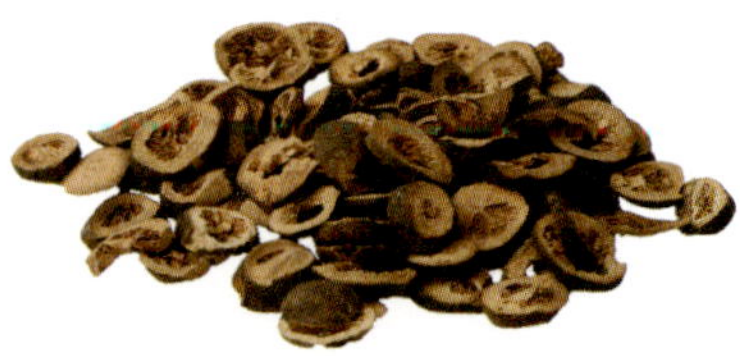

|做法|

①砂锅中注清水烧开，倒入洗净的枳实、麦芽，用小火煮10分钟，至其析出有效成分，搅拌片刻。

②把药茶盛出，滤入杯中即可饮用。

保健功效 麦芽有助消化的作用，枳实有破气除痞、消积导滞的作用，可辅助治疗呕吐、腹胀等症。

山楂藕片

材料 莲藕150克，山楂95克

调料 冰糖30克

做法

①莲藕切片，山楂果肉切小块，备用。

②砂锅中注清水烧开，放入藕片、山楂，煮沸后用小火炖煮至食材熟透，倒入冰糖，大火略煮至冰糖溶入汤汁中。

③盛出汤料，装入汤碗中即成。

保健功效 山楂有消食化积、理气散瘀、收敛止泻、杀菌等功效；莲藕有健脾开胃、止泄固精的作用，二者搭配食用可和胃导滞，辅助治疗呕吐等症。

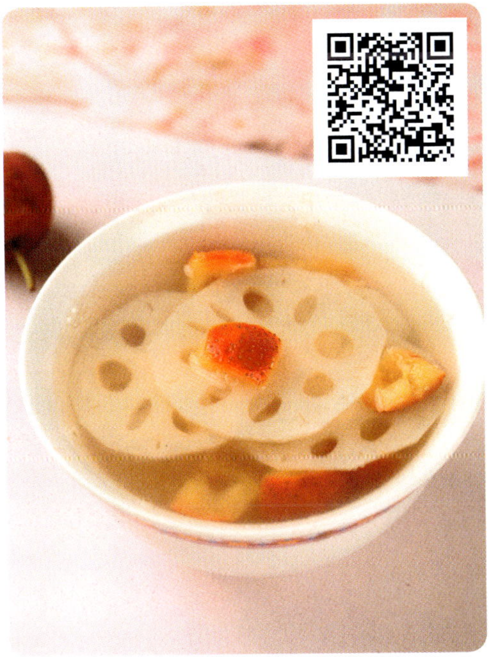

生姜肉桂炖猪肚

材料 猪肚块350克，瘦肉丁90克，水发薏米70克，肉桂30克，姜片少许

调料 盐3克，鸡粉2克，料酒10毫升

做法

①锅中注清水烧开，加入料酒、猪肚块、瘦肉丁，大火煮约半分钟，汆去血渍，捞出，待用。

②砂锅中注清水烧开，放入姜片、薏米、肉桂、汆过水的材料、料酒，煮沸后用小火煲煮至熟透，加入盐、鸡粉，转中火续煮至汤汁入味。

③盛出猪肚汤，装入碗中即成。

保健功效 猪肚能补虚损、健脾胃，瘦肉能滋阴润燥、补虚养血，薏米能利水渗湿、健脾止泻；对呕吐有治疗功效。

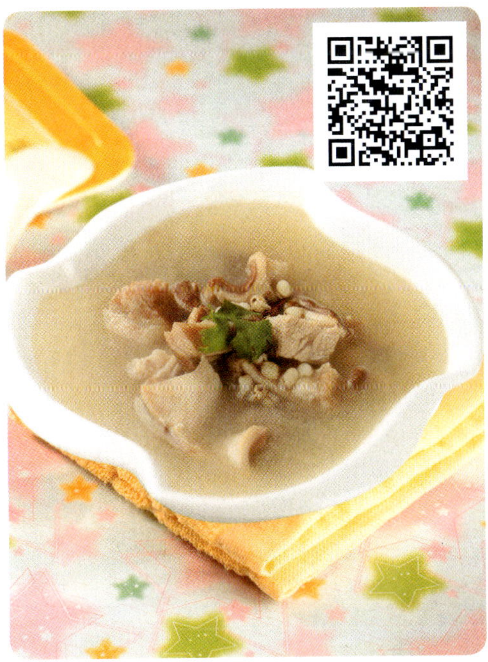

厌食

Yanshi

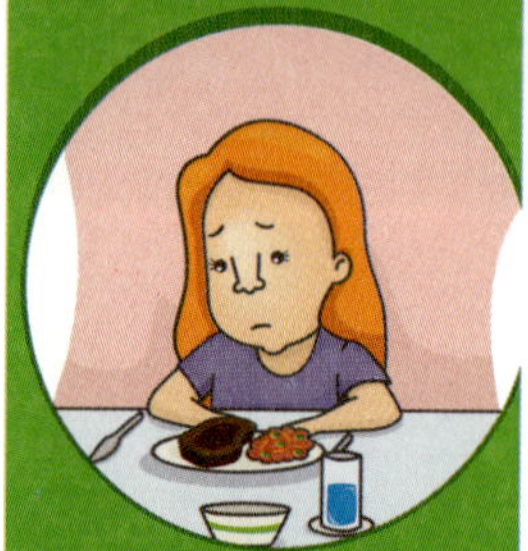

病症说明

厌食是由于过度疲劳、情绪紧张、不良习惯、药物刺激或其他疾病所引发的对食物缺乏需求的状态。主要症状为食欲差、头晕眼花、疲乏、腹痛腹泻、营养不良等。

饮食建议

①脾胃虚弱导致的宜吃山药、牛肚、乌鸡、党参等。

②应常吃蛋白质含量较高且易消化的食物，如蛋类、瘦肉、鱼虾、牛奶等，以预防营养不良。

③积食腹胀导致的宜吃山楂、麦芽、鸡内金、南瓜等。

④改变日常饮食的花色品种，有助于改善食欲。

饮食禁忌

①吃生冷食物要有节制，如冰激凌、冷饮、冰啤酒等。

②避免大量吃产气食物，如红薯、糯米、板栗，防止因腹胀不适加重厌食情绪。

③少吃难消化、损脾胃的食物，如油炸、油煎的肉类。

山楂玉米粒

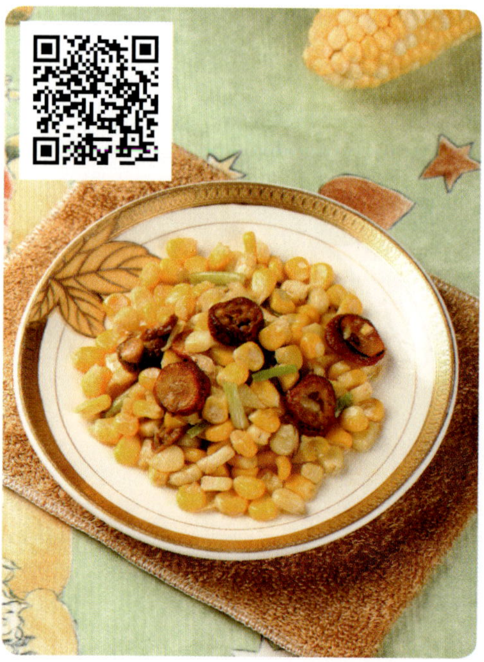

|材料| 鲜玉米粒100克，水发山楂20克，姜片、葱段各少许

|调料| 盐3克，鸡粉2克，水淀粉、食用油各适量

|做法|

①锅中注清水烧开，加盐、玉米粒，煮1分钟，放山楂，焯煮片刻，捞出，备用。

②另起锅，注食用油，烧热后下入姜片、葱段，炒香，倒入玉米、山楂、盐、鸡粉、水淀粉，拌炒至食材入味。

③盛出菜肴，装入碗中即成。

保健功效 山楂含有山楂酸、果胶等营养素，且能刺激食欲，适量食用健脾胃的山楂，可增强脾胃功能，提高免疫力来预防腹泻等病，食欲不佳者可常食。

麦芽淮山煲牛肚

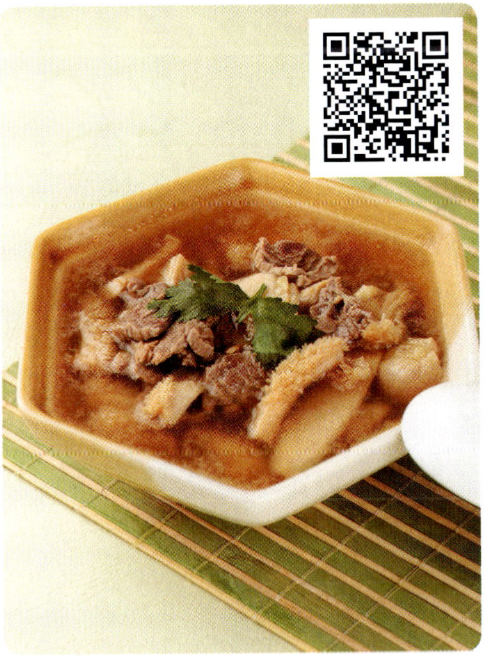

|材料| 麦芽20克，淮山45克，牛肉200克，牛肚200克

|调料| 鸡粉2克，盐2克，料酒适量

|做法|

①牛肚切片，牛肉切片；锅中注入清水烧开，倒入牛肚、牛肉片，煮至沸，氽去血水，捞出，沥干水分，备用。

②锅中注入清水烧开，放入麦芽、淮山、料酒、牛肚、牛肉，烧开后用小火炖至食材熟烂，放入鸡粉、盐，略煮至食材入味。

③把汤料盛出，装入碗中即成。

保健功效 此品有开胃消食、补虚劳、健脾补肺、益胃补肾的功效，对于厌食、腹胀有一定的辅助疗效。

啤酒炖草鱼

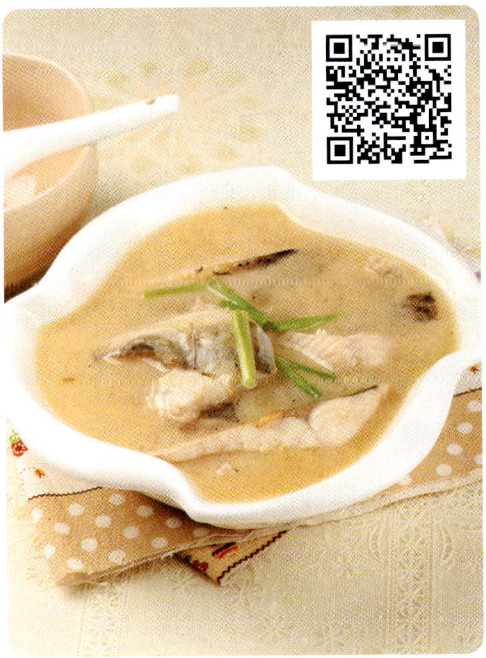

|材料| 草鱼块350克，啤酒200毫升，姜片、蒜末、葱段各少许

|调料| 盐3克，鸡粉2克，料酒4毫升，食用油适量

|做法|

①草鱼装盘，放盐、料酒，腌渍去腥。

②用油起锅，放姜片、鱼块，小火煎至散发出香味，放蒜末、啤酒、盐、鸡粉，煮沸后小火煮至熟透，搅拌片刻。

③盛出汤料，撒上葱段即成。

保健功效 草鱼含有较多的不饱和脂肪酸，对血液循环有利，是心血管病人的良好食物。草鱼还含有硒、铁等元素。对于身体瘦弱、食欲不振的人来说，草鱼肉嫩而不腻，可以开胃、滋补。

腹胀

Fuzhang

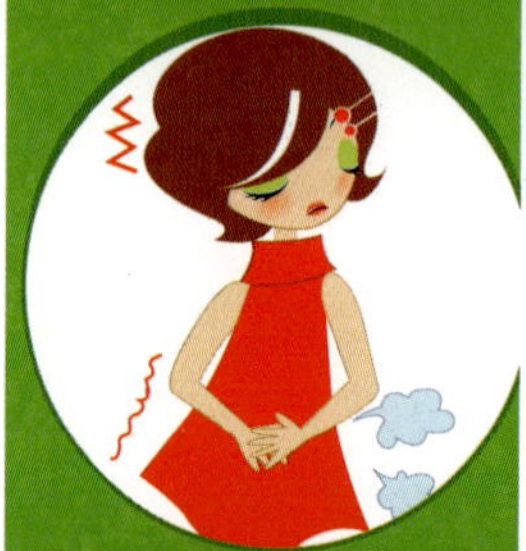

病症说明

腹胀是患者自觉胃脘痞塞，满闷不舒，按之柔软，压之不痛，望之无胀形。常伴随腹痛、呕吐、嗳气、便秘、腹泻、肛门排气增加、发热等症状。

饮食建议

①腹胀分为虚实两端，实证多为痰湿、食积、气滞，实证患者宜吃如山楂、麦芽、神曲、鸡内金、苹果、南瓜、芹菜、韭菜、豆浆等。

②虚证为脾胃虚弱，宜吃党参、西洋参、白术、玉竹、猪肚、牛肚、鱼肉、牛奶、豆奶及菌菇类等食物。

饮食禁忌

①忌食玉米、蚕豆、糯米、板栗、红薯等难消化食物。

②少吃含有果糖或是山梨醇（糖）的食物或甜点。

③平时避免喝碳酸饮料、吃口香糖，不要用吸管喝饮料。

霸王花炖猪肚

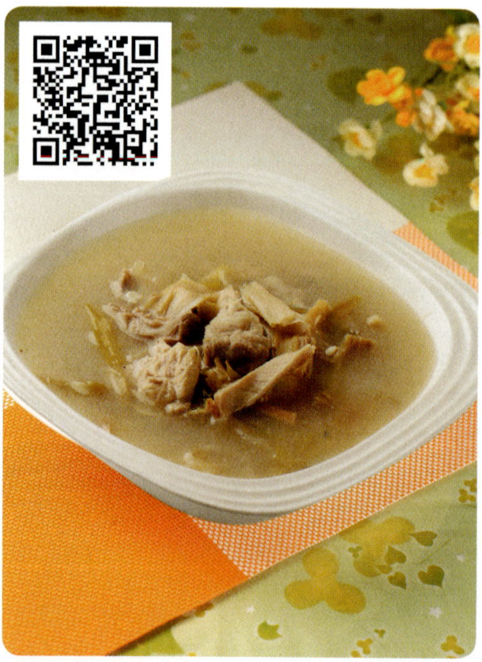

材料 熟猪肚120克，猪骨90克，水发霸王花300克，薏米50克，姜片少许

调料 盐3克，鸡粉2克，料酒20毫升

做法

①猪肚切条，霸王花切段，锅中注清水烧开，加入料酒、猪骨，汆去血水，撇去浮沫，捞出，沥干，备用。

②锅中注清水烧开，放薏米、姜片、猪肚、猪骨、料酒，小火炖30分钟，放霸王花，小火续炖至熟透，加盐、鸡粉。

③关火后盛出，装入碗中即成。

保健功效 霸王花含有苏氨酸、亮氨酸、异亮氨酸、赖氨酸等人体所需的氨基酸，猪肚能补虚损、健脾胃，可治虚劳羸弱、泄泻、下痢、消渴、腹胀等症。

鸡内金鲫鱼汤

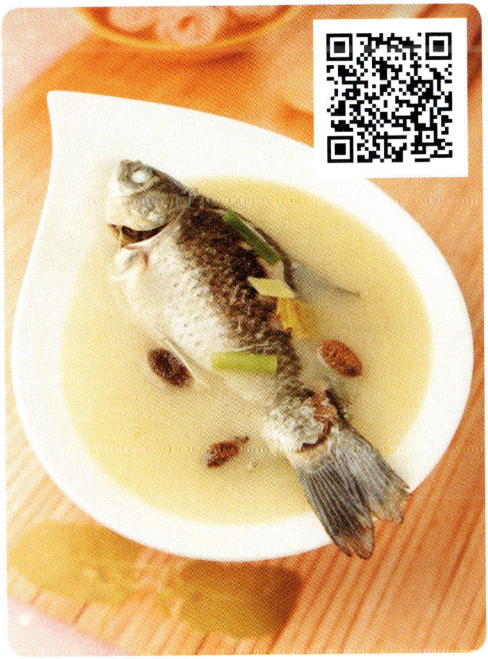

|材料| 鲫鱼320克，鸡内金、砂仁、姜片、葱段各少许

|调料| 盐2克，食用油适量

|做法|

①用油起锅，放入处理好的鲫鱼，用小火煎至两面断生。

②注入适量热水，放入姜片、葱段、鸡内金、砂仁，烧开后用小火煮约15分钟至熟。

③加入少许盐，拌匀调味即可。

保健功效 鸡内金健胃消食，助消化，可以促进胃液分泌，提高胃酸度及消化力；砂仁化湿开胃、温脾止泻，二者与鲫鱼煮汤食用，不仅能减轻腹胀，还能补充优质蛋白质。

党参猪肚汤

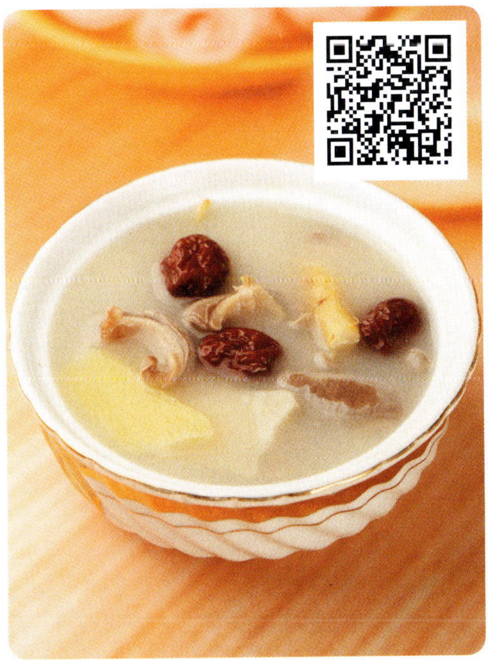

|材料| 猪肚块400克，淮山30克，姜片20克，党参、红枣各15克

|调料| 盐2克，鸡粉、胡椒粉各少许，料酒12毫升

|做法|

①淮山切块，锅中注入清水烧开，放猪肚块、料酒，煮片刻，汆去血渍，捞出，待用。

②砂锅中注入清水烧开，倒入猪肚块、姜片、淮山、党参、红枣、料酒，烧开后用小火煮至熟透，加入鸡粉、盐、胡椒粉，转中火续煮至汤汁入味。

③盛出猪肚汤，装入碗中即成。

保健功效 猪肚营养成分丰富，有补虚损、健脾胃的功效，非常适合胃寒、腹胀、消化不良者食用。

腹泻

Fuxie

病症说明

腹泻指排便次数明显超过平日习惯的频率，粪质稀薄，水分增加，每日排便量超过200克，或含未消化食物或脓血、黏液。常伴有排便急迫感、肛门不适、失禁等症状。

饮食建议

①急性腹泻者宜食马齿苋、大蒜、荸荠、苋菜、丝瓜、藿香、砂仁等清热解毒、消炎杀菌、化湿止泻的食物。

②慢性腹泻者宜食芡实、莲子、扁豆、鲫鱼、薏米等。

③小儿轻度腹泻选用粥、面条，加蔬菜、鱼或肉末等。

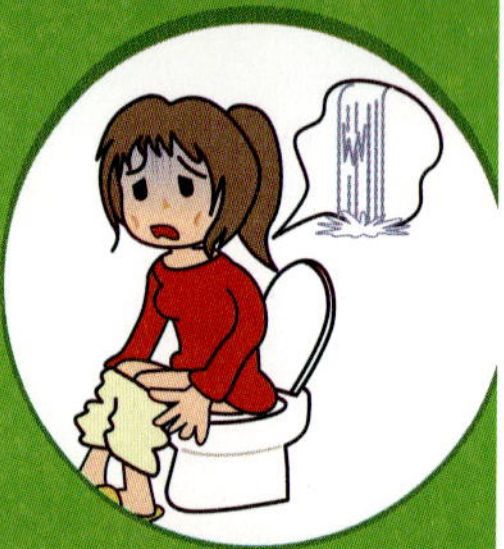

饮食禁忌

①忌食具有润肠通便功效的食物和药物，如杏仁、香蕉、大黄等。

②忌生冷、辛辣等食物，肠胃敏感者忌食海鲜类食物。

③成人轻度腹泻可控制饮食，禁食肥腻或渣多的食物。

蒜蓉马齿苋

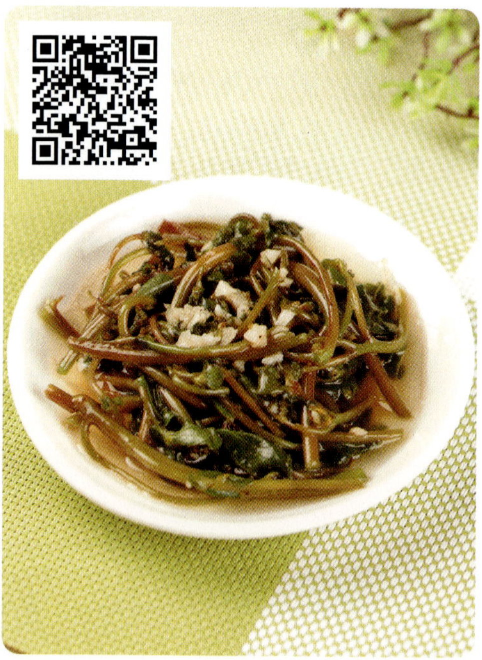

材料 马齿苋150克，蒜末少许

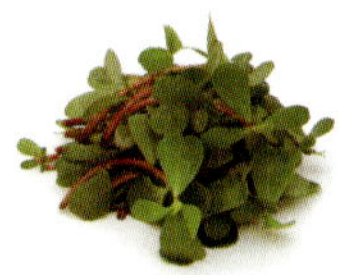

调料 鸡粉、盐各2克，食用油适量

做法

①马齿苋切段，待用。

②用油起锅，放入蒜末，爆香，倒入马齿苋，翻炒至其变软，转小火，加入鸡粉、盐，翻炒至食材入味。

③盛出马齿苋，放在盘中即成。

保健功效 马齿苋含有蛋白质、钙、磷、铁、铜、镁、锌，有清热利湿、解毒消肿、消炎、止渴、止泻等作用，可用于腹泻患者。

南瓜莲子荷叶粥

|材料| 南瓜90克，水发莲子80克，水发大米40克，冰糖40克，枸杞12克，干荷叶10克

|做法|

①南瓜切小丁，莲子去除莲心。

②锅中注清水烧开，放入干荷叶、莲子、大米、枸杞，大火煮沸转小火煮至米粒变软，倒入南瓜丁、冰糖，拌匀，小火续煮至冰糖完全溶化。

③盛出莲子荷叶粥装碗即成。

保健功效 南瓜具有润肺益气、化痰、消炎止痛、降低血糖、驱虫解毒、止喘、美容等功效，莲子有清心醒脾、补脾止泻的功效，对于腹泻患者有一定的食疗作用。

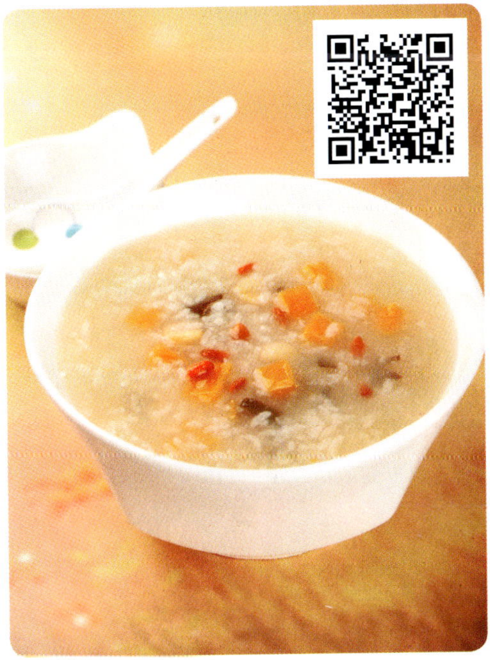

扁豆丝炒豆腐干

|材料| 豆腐干100克，扁豆120克，红椒20克，姜片、蒜末、葱白各少许

|调料| 盐3克，鸡粉2克，水淀粉、食用油各适量

|做法|

①豆腐干切丝，扁豆切丝，红椒切丝。

②锅中注入清水烧热，放入盐、油、扁豆，煮至八成熟后捞出。锅中注油烧热，放豆腐干，炸约半分钟，捞出，待用。

③用油起锅，放姜片、蒜末、葱白、扁豆丝、豆腐干、盐、鸡粉、红椒丝、水淀粉，炒至食材熟透，盛出装盘即成。

保健功效 本品有开胃助食、增强体质、止泻的功效，适宜腹泻患者食用，日常饮食中也可以多食用，老少皆宜。

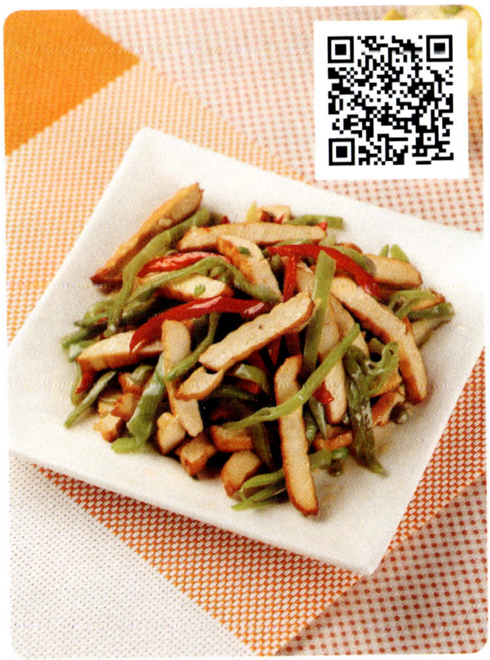

便秘

Bianmi

病症说明

便秘是指排便不顺利的状态，包括粪便干燥排出不畅和粪便不干亦难排出两种情况。一般每周排便少于三次即称为便秘。中医认为，便秘主要由燥热内结、气机郁滞、津液不足和脾肾虚寒所引起。主要症状为便意少，便次也少；排便艰难、费力；排便不畅；大便干结、排便不净感；便秘伴有腹痛或腹部不适。

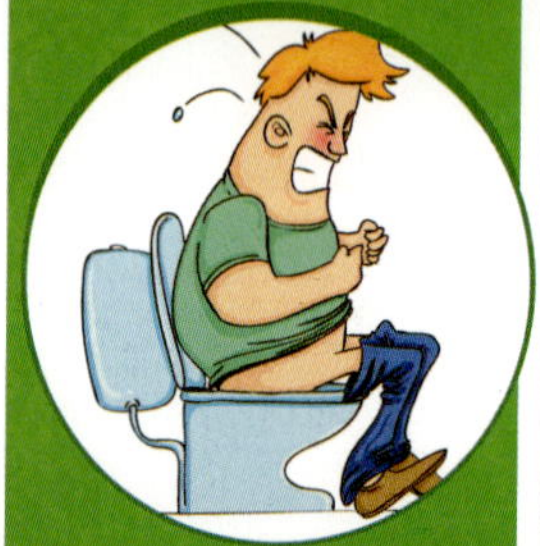

饮食建议

①应食粗纤维丰富的蔬果，如番薯、芝麻、南瓜、芋头、香蕉、桑葚、杨梅、苹果、无花果、甘蔗、松子、胡桃、蜂蜜、韭菜、马铃薯、茼蒿、海带、萝卜等。

②多吃富含B族维生素的食物，如土豆、香蕉、菠菜等。

饮食禁忌

忌食辛辣温燥、性涩收敛的食物，如芡实、莲子、栗子、高粱、豇豆、胡椒、辣椒、茴香、豆蔻、肉桂、白酒等。

香蕉鸡蛋饼

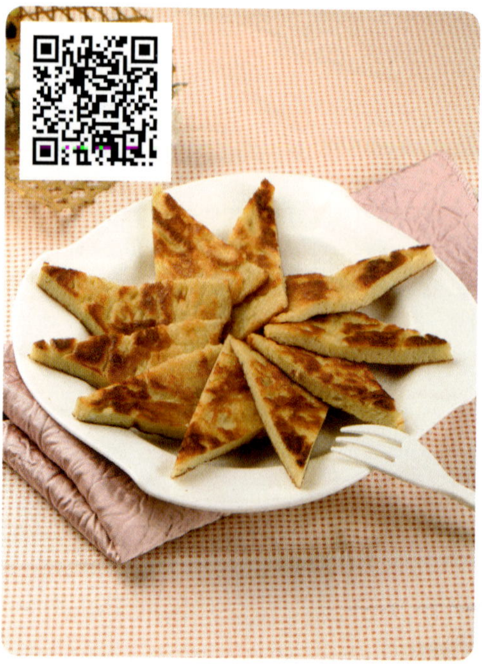

|材料| 香蕉1根，鸡蛋2个，面粉80克

|调料| 白糖适量

|做法|

①鸡蛋打入碗中，香蕉剁成泥，把香蕉泥放入鸡蛋中，加入白糖、面粉，拌匀，制成香蕉蛋糊。

②热锅注油，倒入香蕉蛋糊，慢火煎约1分钟至成型，煎出香味，两面煎至焦黄色，煎约2分钟至熟。

③盛出香蕉蛋饼，切成数等分小块即成。

保健功效 香蕉含有丰富的维生素和矿物质，有改善免疫系统的功能，能增强身体抵抗力，香蕉与鸡蛋同食，有助于睡眠，保护胃黏膜，补充能量，润肠道。

金瓜杂粮饭

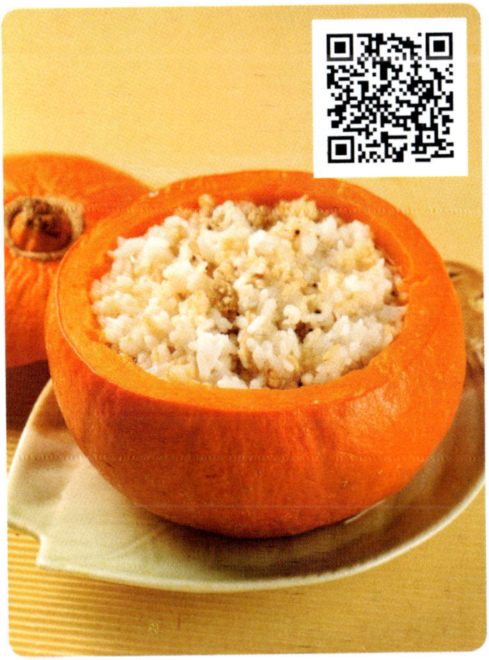

|材料| 水发薏米100克，水发小米100克，燕麦70克，水发大米90克，葡萄干20克，金瓜盅一个

|做法|

①大碗中倒入大米、燕麦、葡萄干、薏米、小米，拌匀。

②把杂粮放入金瓜盅内，倒入清水，把金瓜盅放入盘中，转入蒸锅中，盖上盅盖，用小火蒸30分钟至食材熟透，取出即成。

保健功效 南瓜含有丰富的矿物质及人体必需的8种氨基酸，且南瓜中所含的甘露醇有通便的作用，可减少粪便中毒素对人体的危害，防止结肠癌的发生；此品对于便秘者一定的食疗作用。

胡萝卜蜂蜜汁

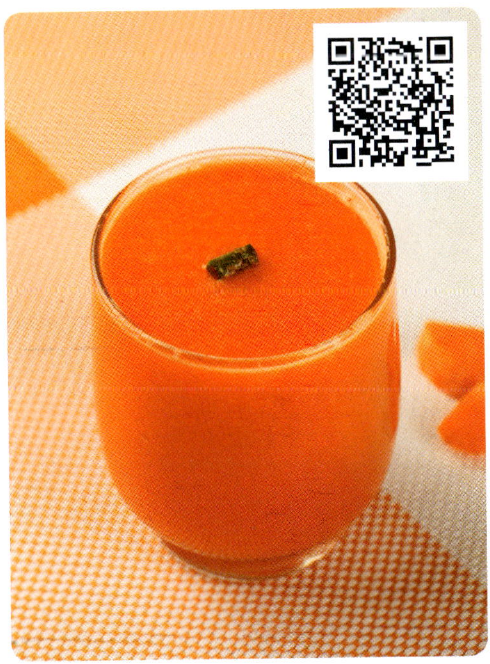

|材料| 胡萝卜120克

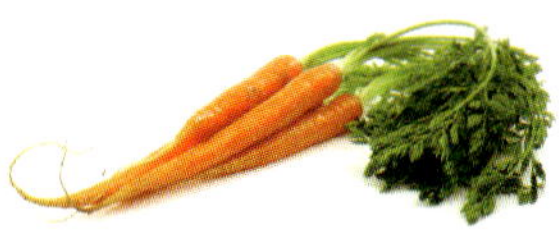

|调料| 蜂蜜10毫升

|做法|

①胡萝卜切丁，备用。

②取榨汁机，倒入胡萝卜、矿泉水，榨取胡萝卜汁，加入蜂蜜，拌匀。

③将胡萝卜汁倒入杯中即成。

保健功效 蜂蜜对胃肠功能有调节作用，可使胃酸分泌正常，还能增强肠蠕动的作用，显著缩短排便时间，胡萝卜有健脾和胃、补肝明目、清热解毒的功能，此品有助于排便，预防便秘。

慢性胃炎

Manxingweiyan

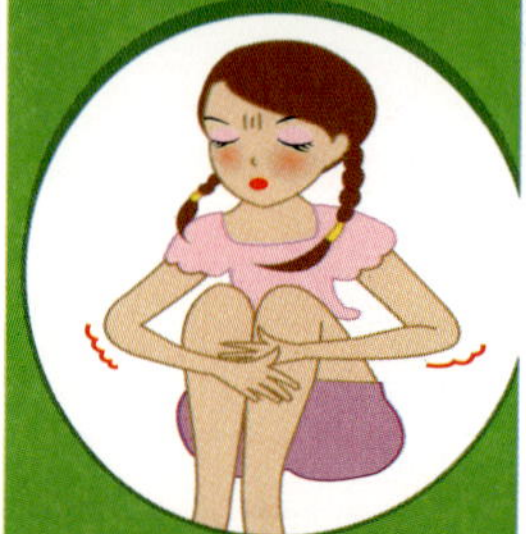

病症说明

慢性胃炎是指由各种原因引起的胃黏膜炎症，其发病率在各种胃病中占据首位。该病发生于各年龄段，男性多于女性，随年龄增长发病率逐渐增高。主要表现为中上腹疼痛，多为隐痛，常为饭后痛，因进冷食、硬食、辛辣或其他刺激性食物引起症状或使症状加重。

饮食建议

①慢性胃炎患者最重要的是保护胃黏膜，有此功效的食材有南瓜、酸奶、车前草、蒲公英、甘草、黄芪、党参、白术、大黄、丹参、川芎、人参、茯苓、青皮等。

②宜食温胃止痛的食物如糯米、大枣、菱角、山药、扁豆、花生、番薯、牛肉、牛肚、羊肉、鸡肉、兔肉等。

饮食禁忌

慎食难消化、辛辣刺激、性凉生冷的食物如洋葱、柿子、槟榔、荸荠、苦瓜、胡椒、大蒜、芥菜、辣椒等。

胡萝卜银耳汤

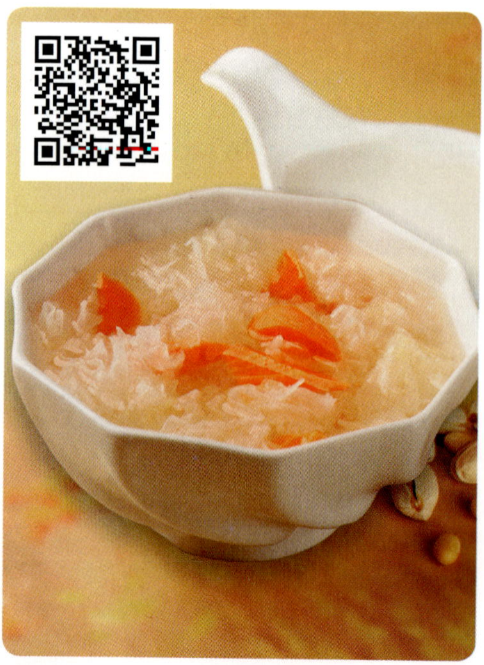

材料 胡萝卜200克，水发银耳160克，冰糖30克

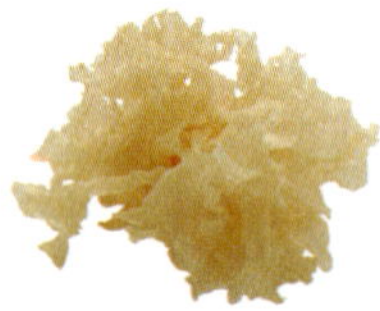

做法

①胡萝卜切滚刀块，银耳撕小朵。

②砂锅中注入清水烧开，放入胡萝卜块、银耳，大火煮沸后转小火炖至银耳熟软，加入冰糖，搅拌均匀，小火再炖煮至冰糖完全溶化，搅拌均匀。

③关火后盛出银耳汤，装入碗中即成。

保健功效 本品具有滋阴润肺、益胃生津、益气强心的功效，对慢性胃炎患者有食疗作用。

核桃黑芝麻酸奶

|材料| 酸奶200克，核桃仁30克，草莓20克，黑芝麻10克

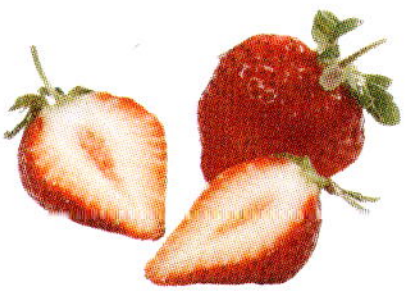

|做法|

①草莓切小块,备用。

②锅置火上烧热，放入黑芝麻，用中小火翻炒至其散出香味，盛出，待用。

③取杵臼，倒入核桃仁，用力压碎，放入黑芝麻，碾压至材料呈粉末状，倒出，待用。玻璃杯中放入草莓、酸奶，均匀地撒上核桃粉即成。

保健功效 本品能滋养脑细胞、增强脑功能、养胃益胃，特别适合中老年人食用。

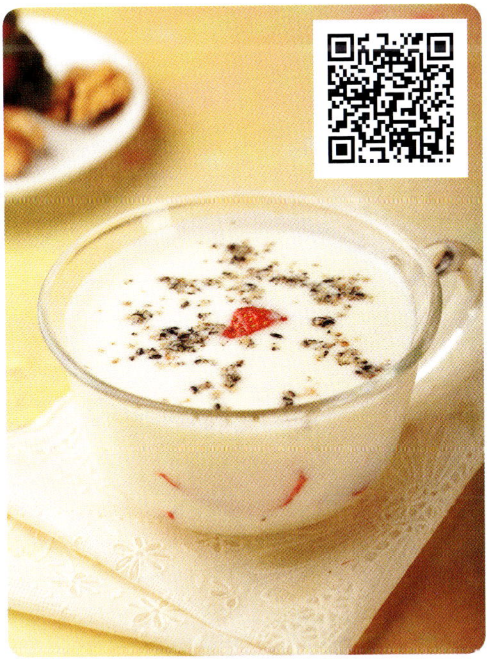

黄芪猴头菇汤

|材料| 水发猴头菇100克，鸡胸肉200克，黄芪12克，姜片、葱花各少许

|调料| 盐2克，鸡粉2克，料酒10毫升

|做法|

①猴头菇切片，鸡胸肉切片，备用。

②砂锅中注清水烧开，放入黄芪、姜片、猴头菇、鸡肉片、料酒，烧开后用小火煮30分钟至熟，放入盐、鸡粉。

③关火后将汤料盛出，撒上葱花即成。

保健功效 本品有利五脏、助消化、滋补身体等功效，可治疗消化不良、胃溃疡、胃窦炎、胃痛、胃胀及神经衰弱等疾病。

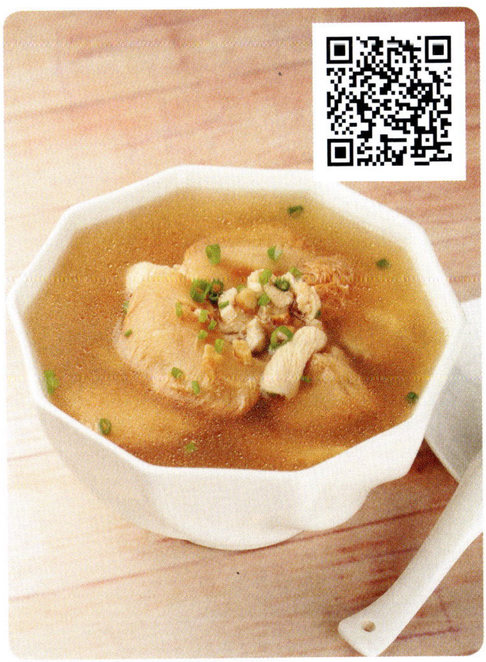

胃及十二指肠溃疡

Weijishierzhichangkuiyang

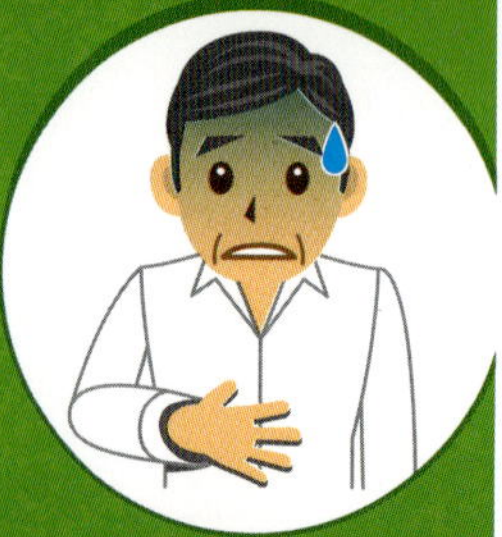

病症说明

本病多发于中青年，胃溃疡多发于男性，十二指肠溃疡多发于女性，是极为常见的疾病。临床表现为上腹部疼痛，可为钝痛、灼痛、胀痛或剧痛、饥饿时隐痛不适。

饮食建议

①宜食理气和胃、止痛的食物，如馒头、米饭、米粥、鸡蛋羹、牛羊肉、豆制品、莲子、胡萝卜、扁豆等。

②根除幽门螺杆菌是治疗本病的关键，宜食黄连、甘草、黄柏、西蓝花、西红柿、花菜等。

③宜食可抑制胃酸分泌的药食材，有延胡索、蒲公英、白头翁、青黛、黄连、栀子、陈皮、白及、食用碱等。

饮食禁忌

慎食辛辣刺激、煎炸、生冷食物，如酒、咖啡、酸泡菜、浓醋、辣椒、胡椒、浓茶、白菜、芥菜、芹菜等。

胡萝卜鸡蛋羹

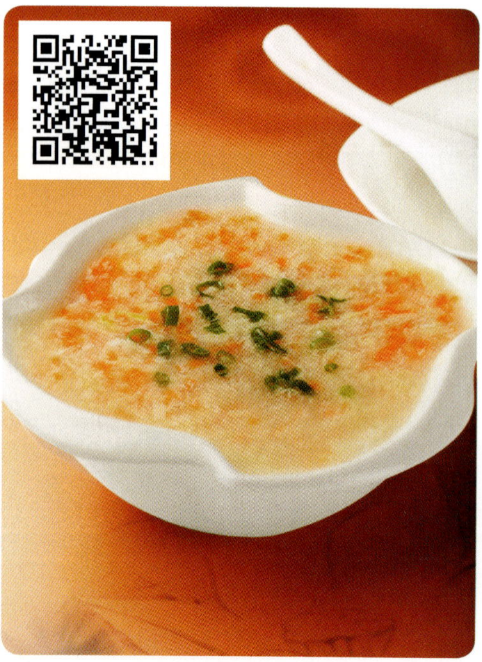

|材料| 鸡蛋1个，胡萝卜100克，葱花少许

|调料| 盐2克，鸡粉2克，芝麻油2毫升，水淀粉20毫升，食用油少许

|做法|

①鸡蛋入碗中制成蛋液，胡萝卜切粒。

②锅中注入清水烧开，放胡萝卜粒、盐、鸡粉、食用油，略煮至汤汁沸腾，加水淀粉，搅拌至汤汁黏稠，加蛋液至液面浮起蛋花，加芝麻油，续煮至汤羹入味。

③关火后盛出鸡蛋羹，撒上葱花即成。

保健功效 鸡蛋营养丰富，能补阴益血、除烦安神、补脾和胃；胡萝卜可增强抵抗力、养胃；此品适用于肺胃阴伤、胃病患者。

鱼泥番茄豆腐

|材料| 豆腐130克，西红柿60克，草鱼肉60克，姜末、蒜末、葱花各少许

|调料| 番茄酱10克，白糖6克

|做法|

①豆腐剁成泥状，草鱼肉切丁，备用。

②蒸锅中注清水烧开，放入鱼肉、西红柿，中火蒸至熟取出，鱼肉剁泥，西红柿剁碎。

③用油起锅，下入姜末、蒜末、鱼肉泥、豆腐泥、番茄酱、清水、西红柿、白糖，拌匀，盛出食材撒上葱花即成。

保健功效 此品能宽中益气、调和脾胃、消除胀满、通大肠浊气、清热散血，有很好的调理肠胃的功效，肠胃虚弱可常食，也适用于胃及十二指肠溃疡患者。

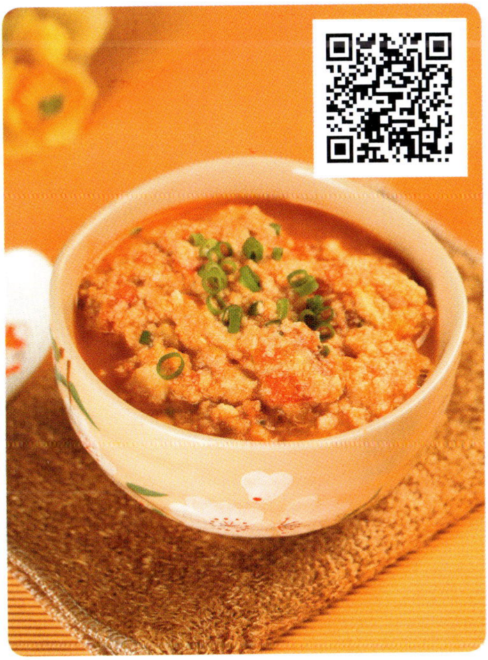

牛奶鲫鱼汤

|材料| 净鲫鱼400克，豆腐200克，牛奶90毫升，姜丝、葱花各少许

|调料| 盐2克，鸡粉少许

|做法|

①豆腐切小方块；用油起锅，放入鲫鱼，小火煎至散出香味，再煎至两面断生，盛出，待用。

②锅中注清水烧开，放入姜丝、鲫鱼、鸡粉、盐，掠去浮沫，中火煮至鱼肉熟软，放豆腐块、牛奶，小火煮至入味。

③盛出鲫鱼汤，撒上葱花即成。

保健功效 此品具有补虚损，益肺胃，生津润肠、益气健脾之功效，用于久病体虚、气血不足、营养不良、噎膈反胃、胃及十二指肠溃疡、消渴、便秘等症。

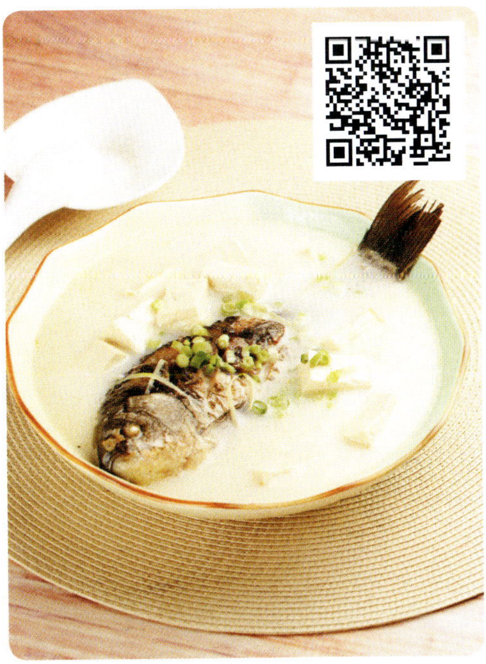

脂肪肝

Zhifanggan

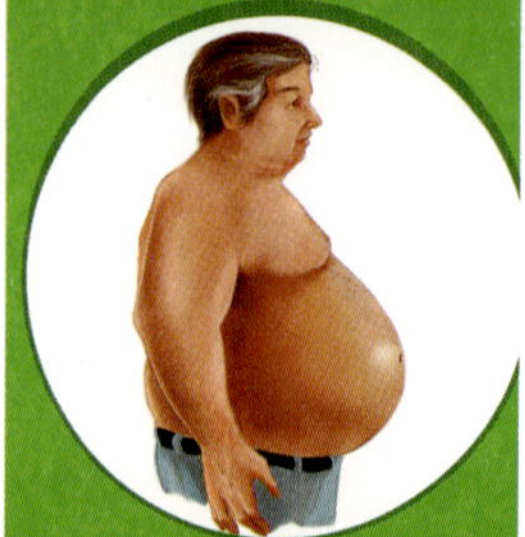

病症说明

脂肪肝是指由各种原因引起的肝细胞内脂肪堆积过多的病变。主要表现为食欲不振、疲乏、恶心、呕吐、体重减轻、肝区或右上腹隐痛等。

饮食建议

①脂肪肝患者应该限制脂肪和糖类的摄入，多吃高蛋白的食物，如豆腐、腐竹、瘦肉、鱼、虾等。

②脂肪的堆积会引起脂肪肝宜吃薏米、泽泻、冬瓜、决明子、何首乌、丹参、郁金、黄瓜、芝麻、菠菜等。

③宜食具有降低血清胆固醇作用的食品，如玉米、燕麦、海带、苹果、牛奶、红薯、黑芝麻、黑木耳等。

饮食禁忌

①慎食辛辣刺激性强的食物，如葱、姜、蒜、辣椒等。

②慎食肥腻胆固醇高的食物，如肥肉、动物内脏等。

苦瓜薏米排骨汤

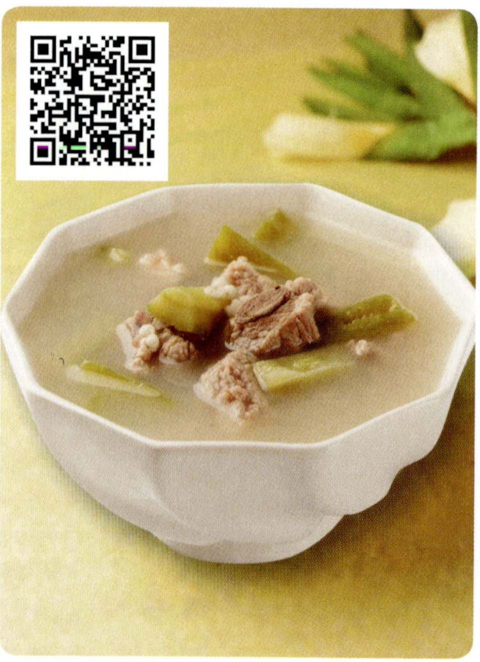

|材料| 排骨段200克，苦瓜100克，水发薏米90克，姜片10克

|调料| 盐、鸡粉各少许，料酒8毫升

|做法|

①苦瓜切段。锅中注清水烧开，放排骨段、料酒，煮沸掠去浮沫，捞出待用。

②砂锅中注清水烧开，放排骨段、姜片、薏米、料酒，煮沸后转小火煮至排骨七成熟，放苦瓜，续煮至食材熟透，加入盐、鸡粉，略煮片刻至汤汁入味。

③关火后盛出排骨汤，装入碗中即成。

保健功效 苦瓜中含有多种维生素、矿物质，含有清脂、减肥的特效成分，可以加速排毒；薏米可利水消肿、祛湿；二者合用，对脂肪肝患者有食疗作用。

菠菜干贝脊骨汤

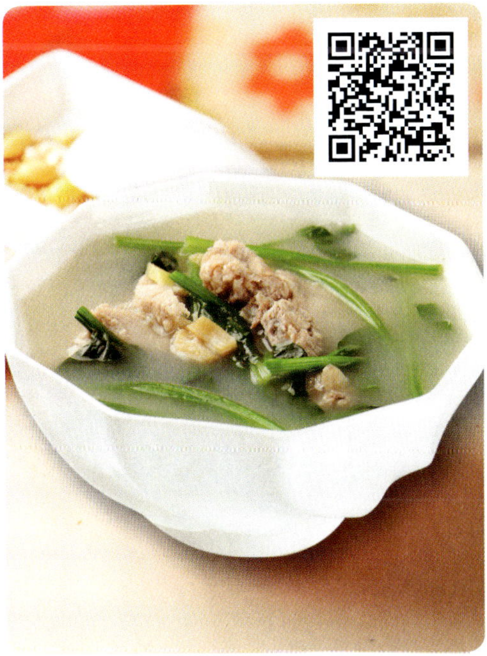

|材料| 猪脊骨段400克，菠菜75克，干贝15克，姜片少许

|调料| 盐、鸡粉各2克，料酒10毫升

|做法|

①菠菜洗净切段，焯水备用；锅中注入清水烧开，放脊骨、料酒，煮沸，汆去血渍后捞出，待用。

②砂锅注水烧开，倒姜片、干贝、脊骨段、料酒，煮沸后用小火煮至脊骨熟透，加入盐、鸡粉、菠菜，煮至入味。

③关火后盛出脊骨汤，装入碗中即成。

保健功效 本品能补充人体所需的骨胶原等物质，增强骨髓造血功能，有降低血液黏稠度的作用，比较适合高血压病患者以及脂肪肝患者食用。

糙米燕麦饭

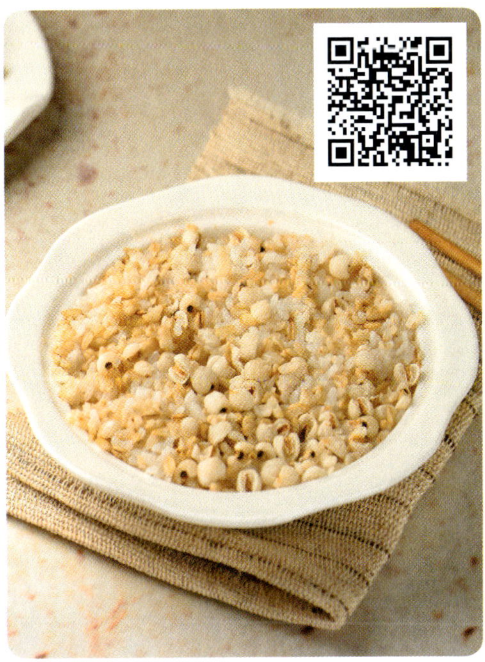

|材料| 燕麦30克，水发大米、水发糙米、水发薏米各85克

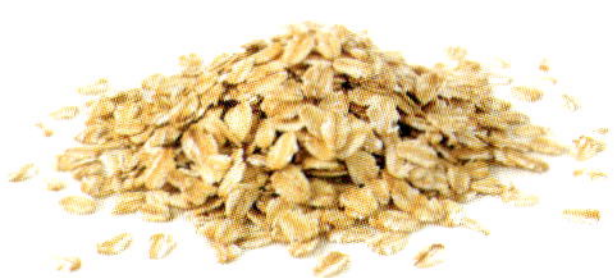

|做法|

①碗中注清水，放入食材，将碗中的食材淘洗干净，装入另一个碗中，加入清水，放入烧开的蒸锅中，用中火蒸30分钟，至食材熟透。

②把蒸好的糙米燕麦饭取出即成。

保健功效 本品可促进肠道有益菌繁殖、加速肠道蠕动、软化粪便、降低胆固醇，对脂肪肝、糖尿病、便秘等也有辅助疗效。

肝硬化

Ganyinghua

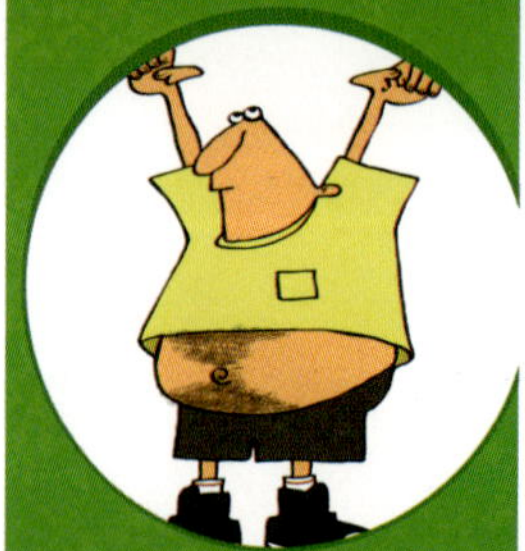

病症说明

肝硬化指由于多种有害因素长期反复作用于肝脏，导致肝组织弥漫性纤维化，以假小叶和再生结节的形成为特征的慢性肝病。

饮食建议

①应食能改善肝功能的药食材如甲鱼、灵芝、黄芪、茯苓、西洋参、红豆、青菜、香菇、青鱼等。

②宜吃含锌、镁丰富的食物，有助于增强肝脏功能和抵抗力，如瘦肉、谷类、鸡蛋、蹄筋等。

③多吃淀粉类食物，可储备肝糖原，如红薯、土豆等。

饮食禁忌

①忌吃含钠的食物，如咸菜、酱菜、挂面等。

②忌吃易导致氨中毒和肝昏迷的食物，如松花蛋、牛肉、虾、海参、乌鸡、羊肝等。

③忌食易引起消化道出血的食物如芹菜、韭菜、蒜苗等。

山药甲鱼汤

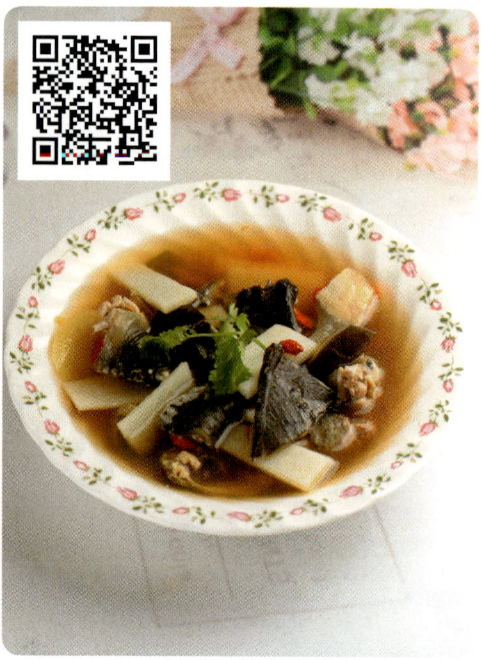

材料 甲鱼块700克，山药130克，姜片45克，枸杞20克

调料 料酒20毫升，盐2克，鸡粉2克

做法

①山药切片；锅中注清水烧开，倒入甲鱼块、料酒，汆去血水，捞出，备用。

②砂锅中注清水烧开，放入枸杞、姜片、甲鱼块、料酒，烧开后用小火炖20分钟，放入山药，小火再炖至食材熟透，放入盐、鸡粉。

③将煮好的汤盛出，装入碗中即成。

保健功效 本品具有滋阴凉血、补益调中、补肾健骨、散结消痞等作用，可防治身虚体弱、肝脾肿大、肝硬化、肺结核等症。

红豆南瓜粥

|材料| 水发红豆85克，水发大米100克，南瓜120克

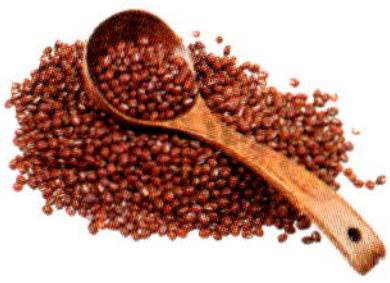

|做法|

①南瓜切丁，备用。

②砂锅中注清水烧开，倒入大米、红豆，小火煮至食材软烂，倒入南瓜丁，用小火续煮至食材熟透。

③将煮好的红豆南瓜粥盛出，装入汤碗中即成。

保健功效 本品有清热解毒、健脾益胃、利尿消肿、通气除烦的功效，可治疗肝硬化、排尿不利、脾虚水肿、脚气等症。

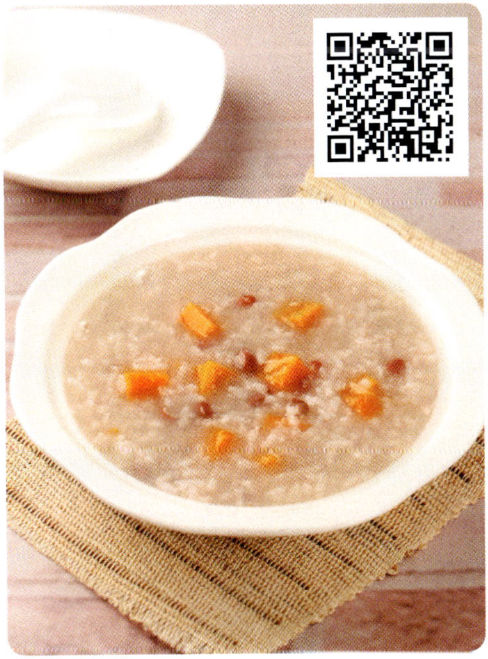

香菇白菜瘦肉汤

|材料| 水发香菇60克，大白菜120克，猪瘦肉100克，姜片、葱花各少许

|调料| 盐3克，鸡粉3克，水淀粉、料酒、食用油各适量

|做法|

①香菇切片，白菜切段，猪瘦肉切片；将肉片装入碗中，放入盐、鸡粉、水淀粉、食用油，腌渍10分钟至入味。

②用油起锅，放入姜片、香菇、大白菜、料酒、清水，大火煮沸，放入盐、鸡粉、肉片，大火煮至汤沸腾。

③把汤料盛出，放入葱花即成。

保健功效 本品有促进人体新陈代谢，提高适应力、降压降脂、降胆固醇的作用，可预防动脉硬化、肝硬化等疾病。

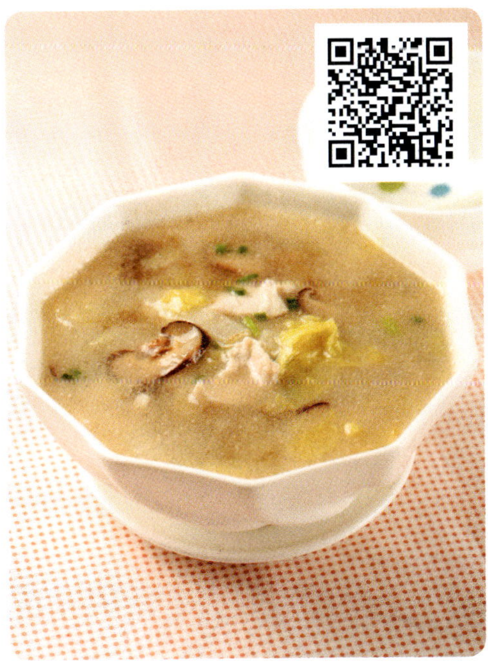

痔疮

Zhichuang

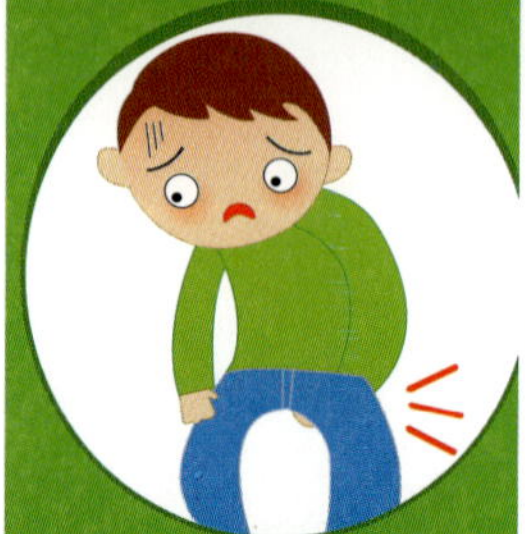

病症说明

痔疮是肛管和直肠末端的静脉丝曲张所造成的疾病。痔疮早期症状不明显，以排便间断出鲜血为主，不痛，无其他不适；中晚期有排便痔脱出、流黏液、发痒和发作期疼痛等症状。

饮食建议

①应食润肠通便、清热利湿的食材，如生地、黄连、金银花、苦瓜、黄瓜、绿豆、杏仁、核桃、绿茶、荷叶等。

②应食纤维素多的食材，如红枣、土豆、红薯、香蕉等。

饮食禁忌

①忌食辛辣刺激性食物，忌食燥热、肥腻、煎炸等助热上火的食物，如辣椒、胡椒、生姜、花椒、肉桂、砂仁、茴香、芥菜等。

②勿食发物及烟酒。

黄瓜蒜片

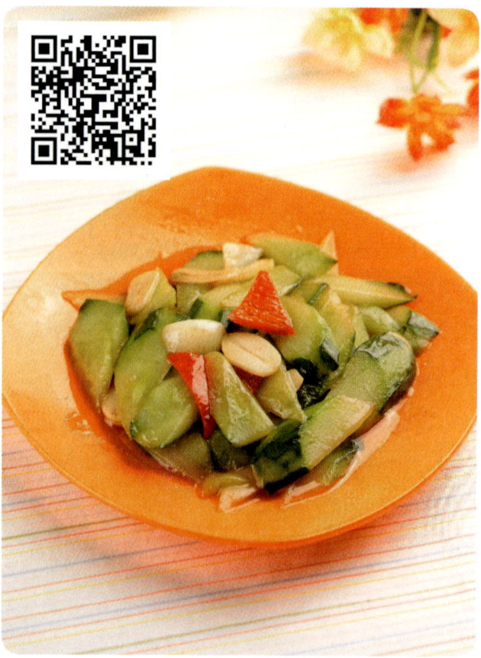

材料 黄瓜140克，红椒12克，大蒜13克

调料 盐2克，鸡粉2克，生抽2毫升，水淀粉、食用油各适量

做法

①大蒜切片，黄瓜、红椒切块。

②用油起锅，放入蒜片、红椒、黄瓜，炒匀至其熟软，加入盐、鸡粉、生抽，炒至入味，加入清水、水淀粉，炒匀。

③盛出装入碗中即成。

保健功效 大蒜中含硫化合物，具有奇强的抗菌消炎作用，对多种球菌、杆菌、真菌和病毒等均有抑制和杀灭作用，能很好的消炎排毒，黄瓜性凉，可清热，二者合用，对痔疮有效。

芥蓝炒冬瓜

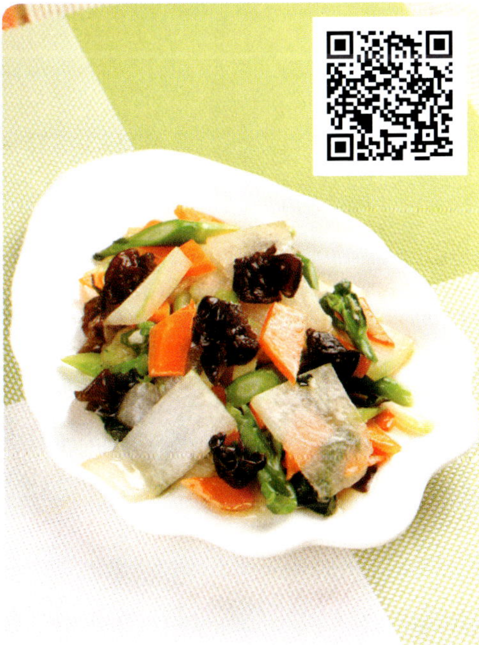

|材料| 芥蓝80克，冬瓜100克，胡萝卜40克，木耳35克，姜片、蒜末、葱段各少许

|调料| 盐4克，鸡粉2克，料酒4毫升，水淀粉、食用油各适量

|做法|

①胡萝卜、木耳、冬瓜均切片，芥蓝切段；锅中注入清水烧开，放油、盐、胡萝卜、木耳、芥蓝、冬瓜，煮断生捞出。

②用油起锅，放姜片、蒜末、葱段、食材、盐、鸡粉、料酒、水淀粉，炒匀。

③盛出装入盘中即成。

保健功效 芥蓝能降低胆固醇、软化血管、消暑解热，冬瓜可清热解毒、除烦止渴、祛湿解暑，适合痔疮患者食用。

胡萝卜炒木耳

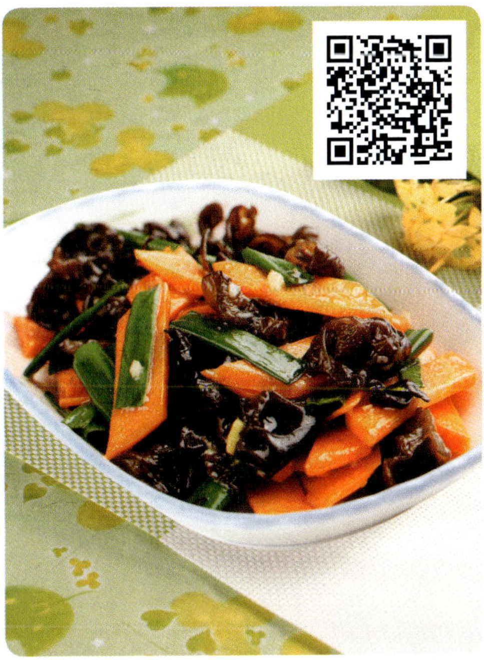

|材料| 胡萝卜100克，水发木耳70克，葱段、蒜末各少许

|调料| 盐3克，鸡粉4克，蚝油10毫升，料酒5毫升，水淀粉7毫升，食用油适量

|做法|

①木耳切小块，胡萝卜切片。

②锅中注清水烧开，加入盐、鸡粉、木耳、食用油，略煮片刻，放入胡萝卜片，煮至其断生，捞出，待用。

③用油起锅，放蒜末、木耳、胡萝卜、料酒、蚝油，炒至八成熟，加盐、鸡粉、水淀粉、葱段，炒至熟透即成。

保健功效 本品有益气、充饥、轻身强智、止血止痛、补血活血等功效，适用于痔疮出血、疼痛等症。

胃癌

Weiai

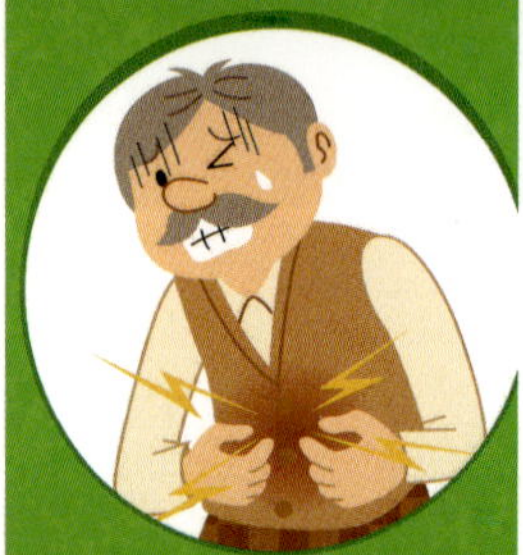

病症说明

胃癌是常见的恶性肿瘤，分为肠型胃癌、胃型胃癌，常见症状为胃脘疼痛、上腹部不适、饱胀感、恶心、呕吐、呕血、便血、食欲减退、腹泻、上腹部能触及包块等症状。

饮食建议

①宜吃增强免疫力、抗胃癌食物，如大白菜、西蓝花、洋葱、山药、薏米、蘑菇、蜂蜜、鸽蛋、牛奶等。

②宜吃高营养食物，如乌鸡、鸽子、鹌鹑、牛肉、猪肉、兔肉、蛋、鸭肉、豆豉、豆腐、刀鱼、黄鱼等。

③恶心呕吐宜吃莼菜、柚子、柑橘、枇杷、芒果、核桃、杨桃、山楂、佛手、牛肚等。

饮食禁忌

①忌辛辣刺激性食物，如葱、蒜、姜、辣椒等。

②忌吃霉变污染、坚硬黏滞的食物如糙米、糯米等。

③忌吃煎炸、烟熏、腌渍的食物，如腊肉、烤鸭、酸菜等。

西蓝花炒牛肉

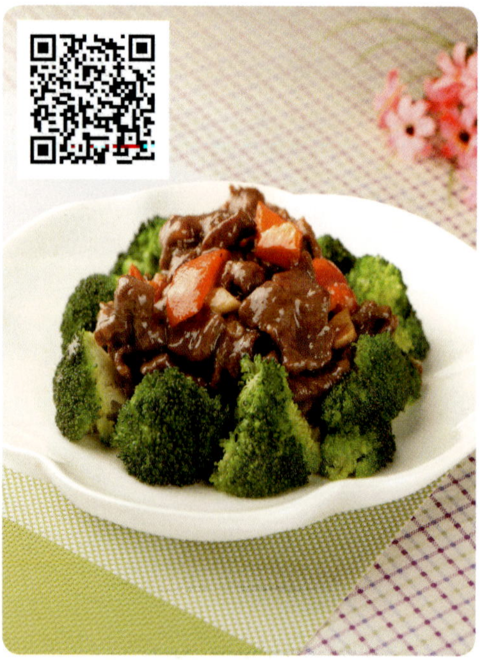

材料 西蓝花300克，牛肉200克，彩椒40克，姜片、蒜末、葱段各少许

调料 盐4克，鸡粉4克，生抽10毫升，蚝油10毫升，水淀粉9毫升，料酒10毫升，食粉、食用油各适量

做法

①西蓝花切块，牛肉切片，彩椒切块。

②牛肉装碗，放生抽、盐、鸡粉、食粉、水淀粉、油，腌渍入味。锅中注水烧开，放盐、油、西蓝花，煮1分钟，捞出。

③用油起锅，放姜、蒜、葱、彩椒、西蓝花、牛肉、料酒、生抽、蚝油、鸡粉、盐、水淀粉，炒熟盛出即成。

保健功效 本品有安中益气、养脾胃的功效，对胃癌患者有一定的食疗作用。

洋葱炒豆腐皮

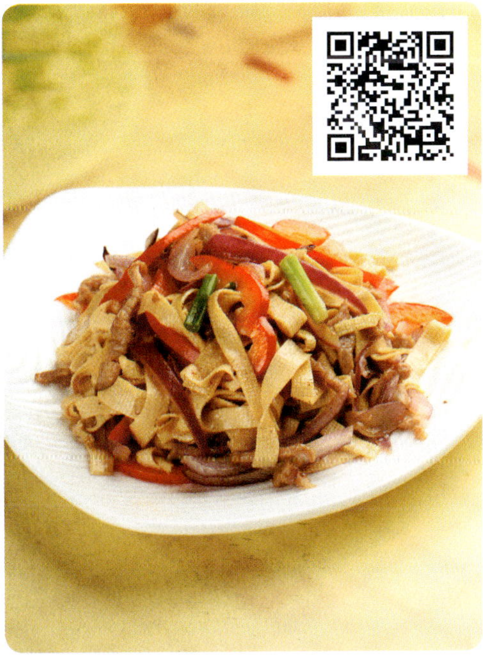

|材料| 豆腐皮230克，彩椒50克，洋葱70克，瘦肉130克，葱段少许

|调料| 盐4克，生抽13毫升，料酒10毫升，芝麻油2毫升，水淀粉9毫升，食用油适量

|做法|

①将食材洗净切丝；肉丝装入碗中，放盐、生抽、水淀粉、食用油腌渍10分钟。

②锅中注清水烧开，放盐、食用油、豆皮，焯半分钟，捞出，备用。

③锅中放食用油、瘦肉丝、料酒、洋葱、彩椒、盐、生抽、豆腐皮、葱段、水淀粉、芝麻油，炒匀盛出即成。

保健功效 本品能提高胃肠道张力，促进胃肠蠕动，起到开胃作用。

洋葱木耳炒鸡蛋

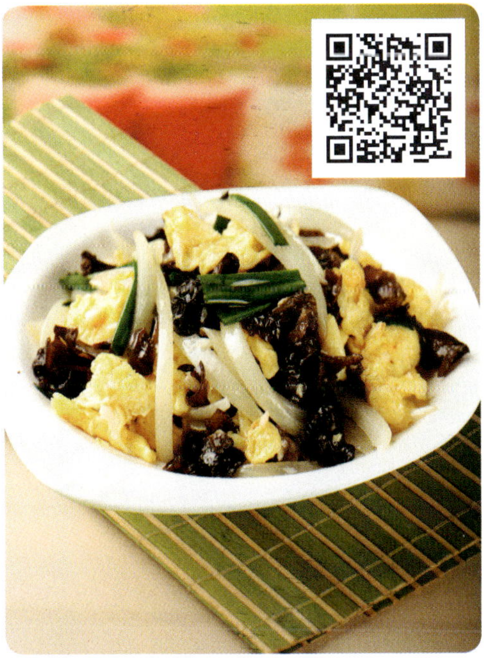

|材料| 鸡蛋2个，洋葱45克，水发木耳40克，蒜末、葱段各少许

|调料| 盐3克，料酒5毫升，水淀粉、食用油各适量

|做法|

①洋葱切丝，木耳切块，把鸡蛋打入碗中，加盐、水淀粉，制成蛋液，待用。

②锅中注入清水烧开，加食用油、盐、木耳，煮约1分钟，捞出。用油起锅，倒入蛋液，炒至七成熟，盛出，待用。

③锅底留油，放蒜、洋葱、木耳、料酒、盐、蛋液，炒熟，加葱段、水淀粉即成。

保健功效 洋葱可健胃、发汗、杀菌，与黑木耳、鸡蛋搭配食用，适用于萎缩性胃炎、胃动力不足、消化不良等症。

小米南瓜粥

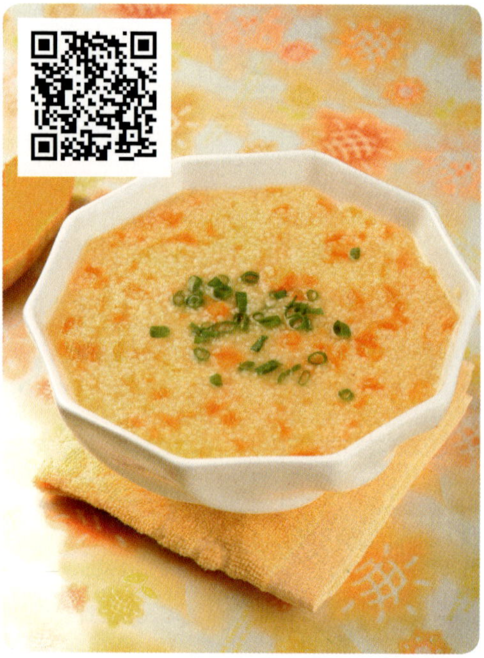

|材料| 水发小米90克，南瓜110克，葱花少许

|调料| 盐2克，鸡粉2克

|做法|

①南瓜切粒，把南瓜装入盘中，待用。

②锅中注清水烧开，倒入小米，烧开后用小火煮至小米熟软，倒入南瓜，用小火煮至食材熟烂，放入鸡粉、盐。

③盛出粥，撒上葱花即成。

保健功效 本品具有健脾和胃、补益虚损、和中益肾、除热解毒之效，可治脾胃虚热、反胃呕吐、消渴、泄泻等症，对胃癌有预防作用。

鱼腥草山楂饮

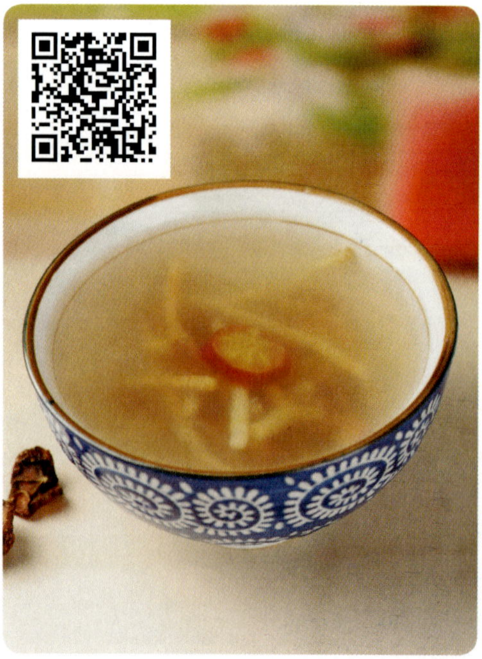

|材料| 鱼腥草50克，干山楂20克

|调料| 蜂蜜10毫升

|做法|

①砂锅中注清水烧开。

②倒入鱼腥草、干山楂，用小火炖至其析出有效成分。

③盛出药茶，装入碗中，加入蜂蜜，调匀即成。

保健功效 本品有清热解毒、防癌抗癌、消肿疗疮、利尿除湿、健胃消食、活血化瘀的功效，对胃癌、中晚期肺癌、直肠癌患者有一定的食疗作用。

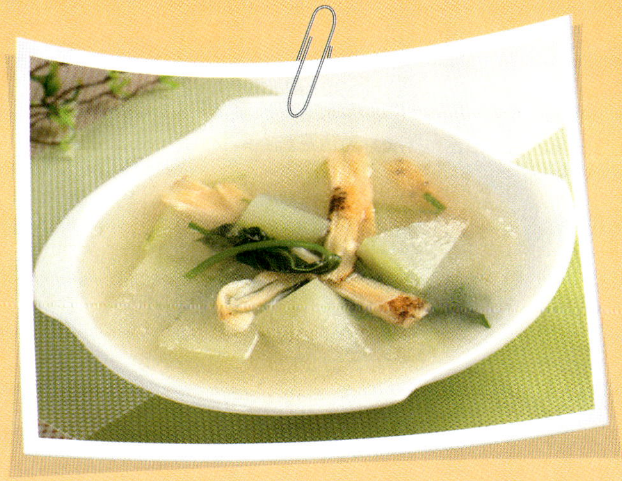

Part 2
呼吸内科常见病食疗方案

“呼吸”是生物体和外界进行气体交换的活动。通过呼吸，机体从大气摄取新陈代谢所需要的氧气，排出所产生的二氧化碳。呼吸如此重要，如果一旦出现病症，对健康的影响是巨大的，所以更应引起重视。

呼吸内科常见病包括感冒、咳嗽、哮喘、肺炎、肺结核、肺癌等，最严重的是肺癌。这里针对这些呼吸内科常见病推荐了相应的调理食谱，让读者了解怎么吃才科学。

感冒

Ganmao

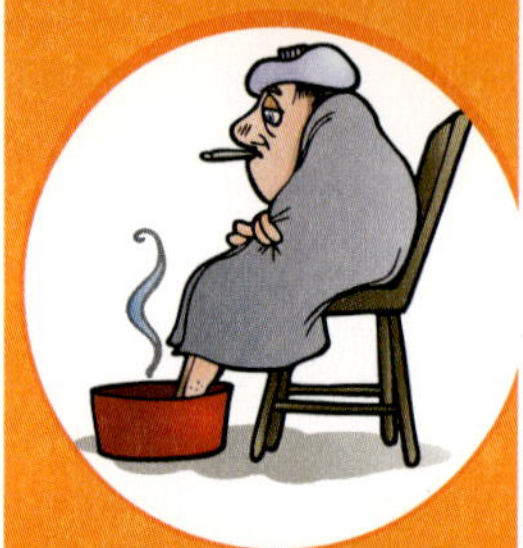

病症说明

感冒是一种由多种病毒引起的呼吸道常见病。感冒分为风寒型、风热型、暑湿性和时行感冒四种。主要症状为畏寒发热、鼻塞、流清涕、咳嗽、头痛、无汗、肌肉酸痛、排尿清长、舌苔薄白、全身酸痛、疲乏等症状。

饮食建议

①风寒型应食发散风寒的食物，如白芷、姜蒜、辣椒等。

②风热型应食清热利咽的食物，如菊花、枇杷、豆腐等。

③暑湿性应食清暑祛湿的食物，如茯苓、绿豆、苦瓜等。

④流行性宜食清热抗炎的食物，如花菜、香菇、柚子等。

饮食禁忌

①忌吃滋补油腻、酸涩的食物，如猪肉、鸭肉、黄芪、人参、阿胶、虾、螃蟹、石榴、乌梅等。

②忌吃寒凉性食物，如柿子、蚌肉、萝卜、藕、梨等。

西红柿洋葱汤

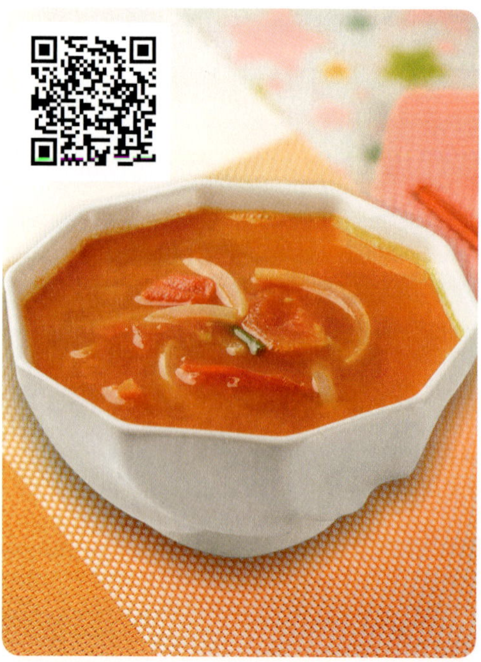

材料 西红柿150克，洋葱100克

调料 盐2克，番茄酱15克，鸡粉、食用油各适量

做法

①洋葱切丝，西红柿切小块，备用。

②锅中注油烧热，放入洋葱丝、西红柿、清水，烧开后煮2分钟至食材熟透，加入鸡粉、盐、番茄酱。

③关火后，盛出汤料即成。

保健功效 西红柿中维生素A、维生素C的比例合适，常吃可增强血管功能，预防血管老化；洋葱具有发散风寒的作用，此汤能加快感冒进程，让感冒快好。

素烧豆腐

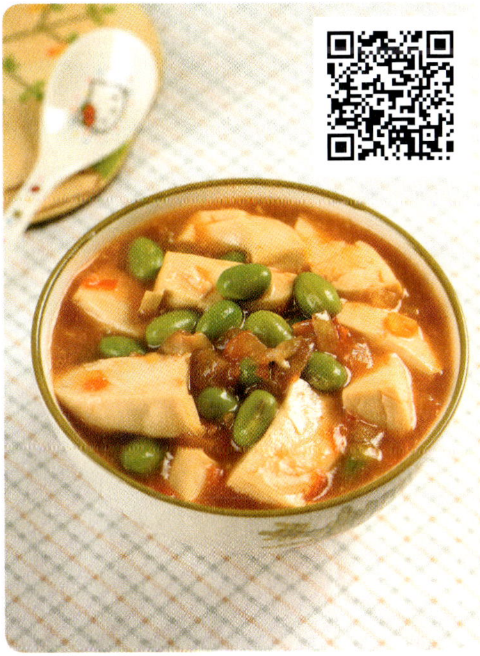

|材料| 豆腐100克，西红柿60克，青豆55克

|调料| 盐3克，生抽3毫升，老抽2毫升，水淀粉、食用油各适量

|做法|

①豆腐切小方块，西红柿切丁。

②锅中注清水烧开，加入盐、青豆，煮至青豆颜色呈深绿色，捞出，倒入豆腐块，煮约1分钟，捞出，待用。

③用油起锅，放西红柿丁、青豆、清水、盐、生抽、豆腐块，中火煮沸腾，放老抽，大火收汁，加水淀粉即成。

保健功效 本品有益气和中、生津润燥、清热解毒的功效，适宜热性体质、风热感冒、热病后调养者食用。

蜂蜜柠檬菊花茶

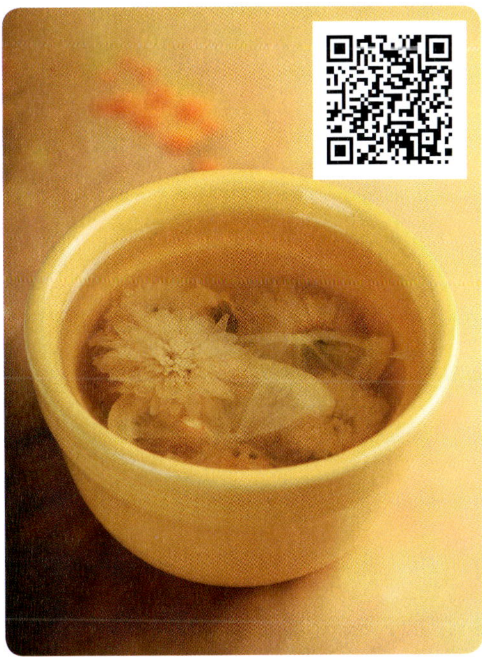

|材料| 柠檬70克，菊花8克

|调料| 蜂蜜12毫升

|做法|

①柠檬切片，备用。

②砂锅中注清水烧开，倒入菊花、柠檬片，煮沸后用小火煮至食材析出营养物质，搅拌片刻。

③盛出茶水，淋入蜂蜜即成。

保健功效 本品具有散风清热、平肝明目的功效，可用于风热感冒，头痛眩晕，目赤肿痛，眼目昏花等症，风热感冒患者可多饮用。

咳嗽

Kesou

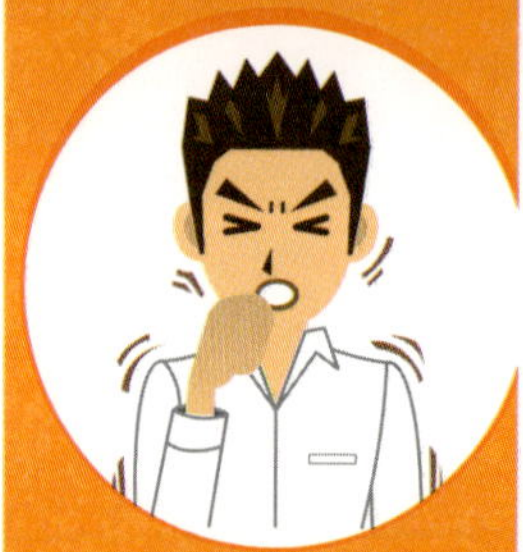

病症说明

咳嗽是人体的一种保护性呼吸反射动作，是常见肺部疾病的主要症状，如肺炎、支气管炎、肺气肿、感冒等。咳嗽常分为风寒咳嗽、风热咳嗽、痰湿咳嗽、痰热咳嗽、气虚咳嗽、阴虚咳嗽。

饮食建议

①初咳者实证居多，治疗应以止咳化痰为主，可食用杏仁、核桃、雪梨、桔梗、柚子、银杏、鱼腥草等食物。

②久咳易耗伤肺气及肺阴，可多食用粳米、山药、党参、玉竹、麦冬、百合、银耳、香菇、鸽肉等补肺气、滋肺阴的食物。

饮食禁忌

①患者避免食入肥肉，以免聚湿生痰。

②忌食辛辣刺激性食物，饮食宜清淡。

③咳嗽者不宜食用补药。

杏仁猪肺粥

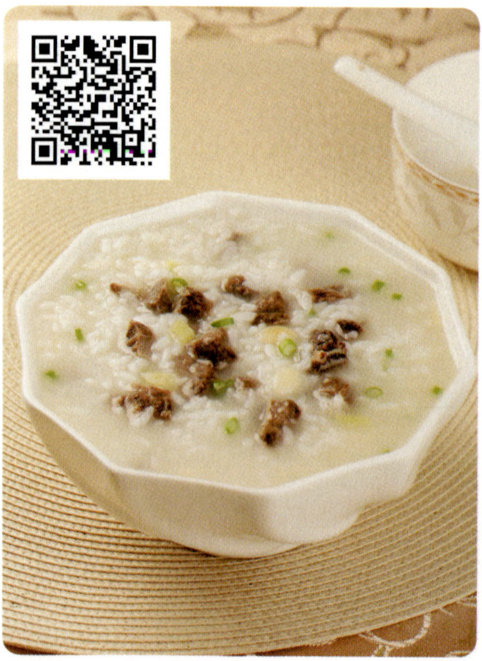

材料 猪肺150克，北杏仁10克，水发大米100克，姜片、葱花各少许

调料 盐3克，鸡粉2克，芝麻油2毫升，料酒3毫升，胡椒粉适量

做法

①猪肺切片，备用；猪肺入清水中，加盐，抓洗干净，锅中注入清水烧开，加入料酒、猪肺，煮1分30秒，捞出，待用。

②锅中注清水烧开，放北杏仁、大米，烧开后小火煮熟，再放猪肺、姜片，小火煮熟，放入鸡粉、盐、胡椒粉、芝麻油、葱花。

③关火后盛出粥，装入碗中即成。

保健功效 本品具有生津止渴、润肺定喘的功效，常用于肺燥喘咳等患者的保健与治疗。

雪梨无花果鹧鸪汤

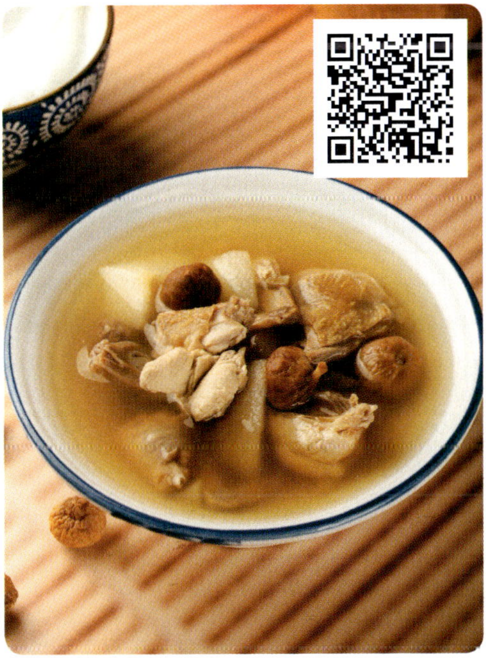

|材料| 雪梨1个，鹧鸪200克，无花果20克，姜片少许

|调料| 盐、鸡粉各2克，料酒4毫升

|做法|

①雪梨果肉切小块，鹧鸪切小块；锅中注清水烧开，倒入鹧鸪块，汆煮片刻，捞出，待用。

②砂锅中注清水烧开，放入无花果、姜片、鹧鸪块、料酒，烧开后小火炖煮至熟软，倒入雪梨块，续煮至熟透，加入盐、鸡粉，略煮至汤汁入味。

③关火后盛出汤料，装入碗中即成。

保健功效 本品具有生津润燥、清热化痰、降低血压、养阴清热的功效，适宜咳嗽患者食用。

银耳雪梨白萝卜甜汤

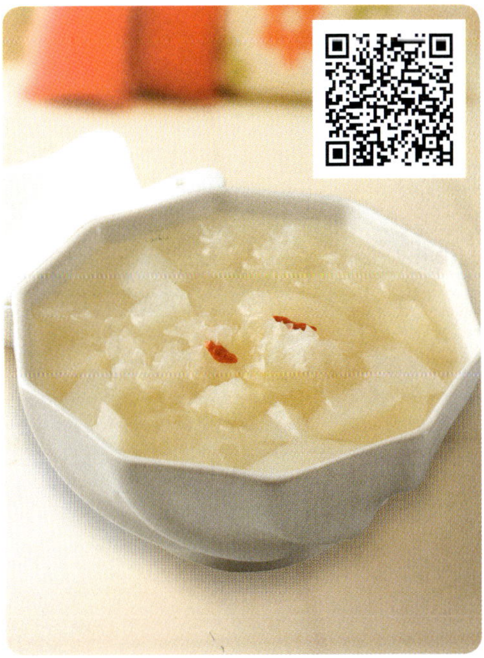

|材料| 水发银耳120克，雪梨100克，白萝卜180克，冰糖40克

|做法|

①雪梨、白萝卜切小块，银耳撕小朵，备用。

②砂锅中注清水烧开，放入白萝卜、雪梨块、银耳，用小火炖至熟软，放入冰糖，煮5分钟，至冰糖溶化。

③关火后盛出甜汤，装入汤碗中即成。

保健功效 本品具有下气、消食、润肺、解毒生津、利尿通便的功效，主治肺痿、肺热咳嗽、便秘、吐血、气胀、食滞、消化不良、痰多等症。

哮喘

Xiaochuan

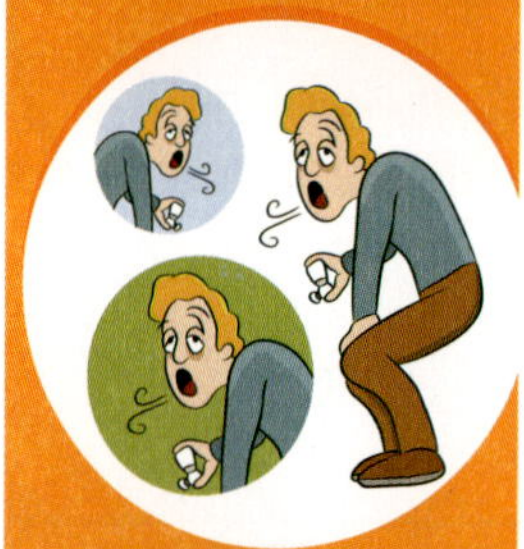

病症说明

哮喘是一种慢性支气管疾病，病者的气管因为发炎而肿胀，呼吸管道变得狭窄，导致呼吸困难。分为内源性哮喘和外源性哮喘。症状有鼻痒、咽痒、流泪、喷嚏、干咳等。

饮食建议

①哮喘患者宜食能松弛气道平滑肌的食材，如麻黄、当归、陈皮、佛手、香附、木香、天南星、青皮、茶等。

②宜选择有抗过敏反应作用的中药材和食材，如黄芩、防风、人参、西洋参、红枣、五味子、田七、芝麻等。

③宜吃蛋白质含量高的食物，如鸡肉、牛奶、瘦肉等。

饮食禁忌

①忌食助火生痰的食物，如辣椒、韭菜、大葱、蒜。

②忌食进入血液会使心跳加快，肺呼吸功能降低的食物，如酒、碳酸饮料、冷饮等。

枇杷虫草花老鸭汤

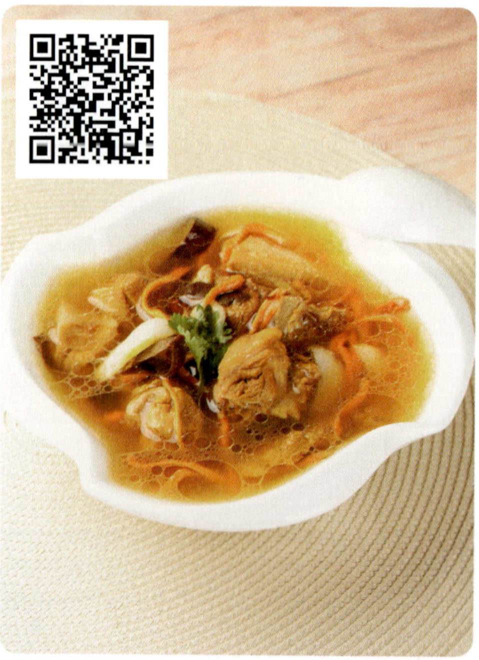

材料 鸭肉500克，虫草花30克，百合40克，枇杷叶7克，南杏仁25克，姜片25克

调料 盐2克，鸡粉2克，料酒20毫升

做法

①鸭肉斩块；锅中注清水烧热，放鸭块、料酒，煮沸，汆去血水，捞出，待用。

②砂锅中注清水烧开，倒入鸭块、枇杷叶、百合、南杏仁、姜片、虫草花、料酒，烧开后小火炖至食材熟透，放入盐、鸡粉，撇去汤中浮沫，煮至入味。

③将汤料盛出，装入碗中即成。

保健功效 本品有润肺、止咳、止渴、益肝肾、补精髓、止血化痰的功效，适合哮喘、咳嗽患者食用。

口蘑烧白菜

|材料| 口蘑90克，大白菜120克，红椒40克，姜片、蒜末、葱段各少许

|调料| 盐3克，鸡粉2克，生抽2毫升，料酒4毫升，水淀粉、食用油各适量

|做法|

①口蘑切片，大白菜、红椒切块。

②锅中注清水烧开，加入鸡粉、盐、口蘑，煮约1分钟，倒入大白菜、红椒，续煮至食材断生后捞出，待用。

③用油起锅，放入姜片、蒜末、葱段、煮好的食材、料酒、鸡粉、盐、生抽、水淀粉，翻炒熟透，盛出即成。

保健功效 本品具有益胃生津、清热除烦的功效，尤其适合肺热咳嗽、哮喘、便秘、肾病患者食用。

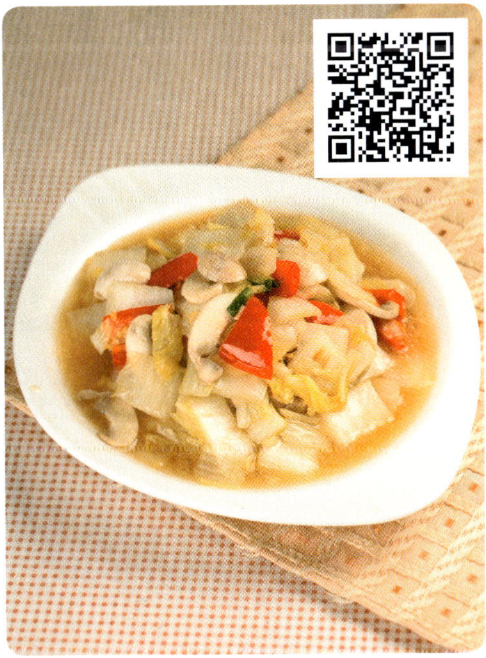

黄芪红薯叶冬瓜汤

|材料| 黄芪15克，冬瓜200克，红薯叶40克

|调料| 盐2克，鸡粉2克，食用油适量

|做法|

①冬瓜切小块，待用。

②砂锅中注清水烧开，放入黄芪、冬瓜，煮沸后用小火煮至食材熟透，加入盐、鸡粉、红薯叶、食用油，续煮片刻至红薯叶断生。

③盛出冬瓜汤，装入碗中即成。

保健功效 本品具有润肺生津、化痰止渴、利尿消肿、清热祛暑、解毒、补气的功效，很适合气虚哮喘患者食用。

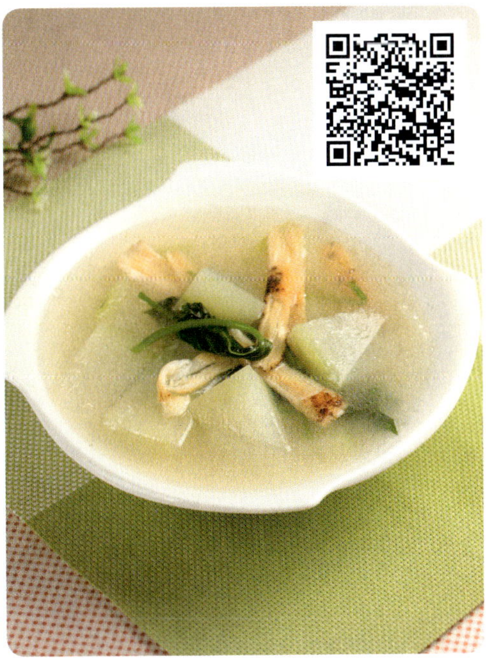

肺炎

Feiyan

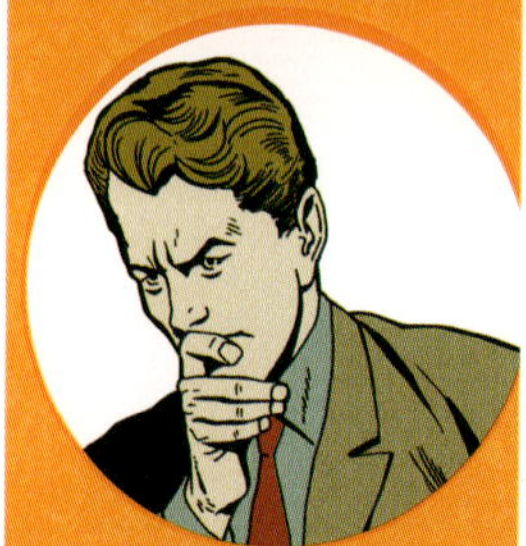

病症说明

肺炎是指肺泡腔和间质组织的肺实质感染，通常发病急、变化快，并发症多，是内科、儿科的常见病之一。分为急性肺炎、迁延性肺炎、慢性肺炎。主要症状为发热、呼吸急促、持久干咳、咳嗽胸痛、痰中带血丝。

饮食建议

①肺炎宜食抗葡萄球菌的药食材，如菊花、鱼腥草、葱白、金银花、桑叶、木香、紫苏、川贝、茯苓等。

②宜食有抑制肺炎球菌的药材，如白果、桂枝、柴胡等。

③宜吃性凉温补的食物，如胡萝卜、香菇、芥菜、冬瓜、白萝卜、葡萄、菠萝、柠檬、柚子、枇杷等。

饮食禁忌

①忌吃辛辣刺激性食物如辣椒、胡椒、芥末、咖啡等。

②忌吃油腻食物，如肥肉、油炸食品等。

③忌食助热生痰的水果，如香蕉、桃子、杏、李子等。

西红柿炒丝瓜

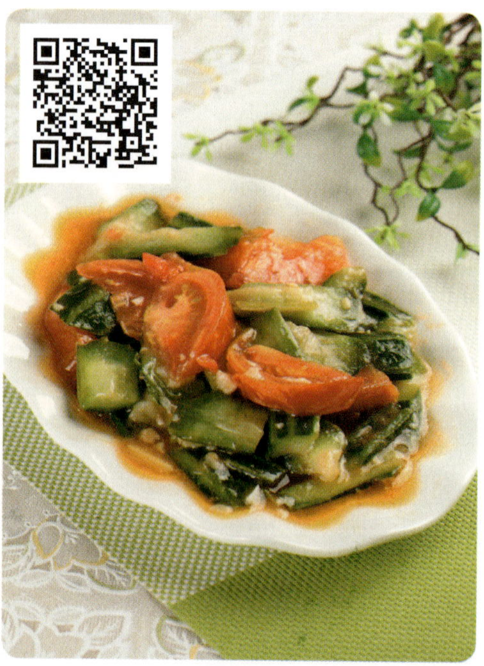

材料 西红柿170克，丝瓜120克，姜片、蒜末、葱花各少许

调料 盐2克，鸡粉2克，水淀粉3毫升，食用油适量

做法

①丝瓜、西红柿切小块。

②用油起锅，放入姜片、蒜末、葱花、丝瓜，炒匀，放入清水、西红柿、盐、鸡粉、水淀粉，炒匀调味。

③盛出煮好的食材，装入盘中即成。

保健功效 本品具有止血、降压、利尿、健胃消食、生津止渴、清热解毒、凉血平肝的功效，对肺炎等病症的患者有一定的食疗作用。

金橘枇杷雪梨汤

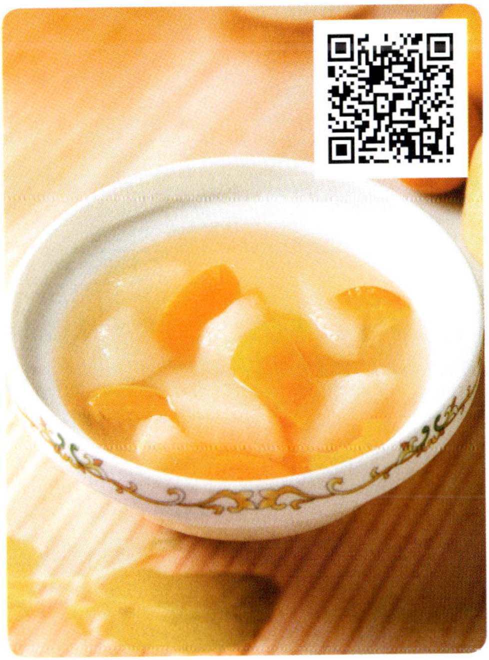

|材料| 雪梨75克，枇杷80克，金橘60克

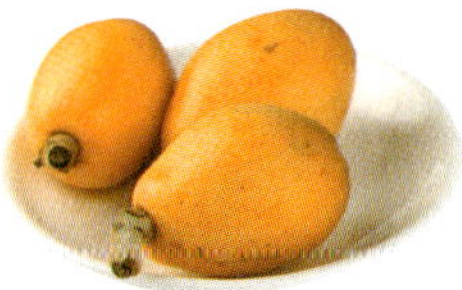

|做法|

①金橘切成小瓣，雪梨、枇杷切成小块，备用。

②砂锅中注清水烧开，倒入雪梨、枇杷、金橘，烧开后用小火煮约15分钟。

③关火后盛出雪梨汤，装入碗中即成。

保健功效 本品有生津消食、化痰利咽、醒酒、润肺、止咳、止渴、化痰、养血生肌、降低血压、养阴清热的功效，适合高血压、肝炎、肝硬化病人食用。

香菇薏米粥

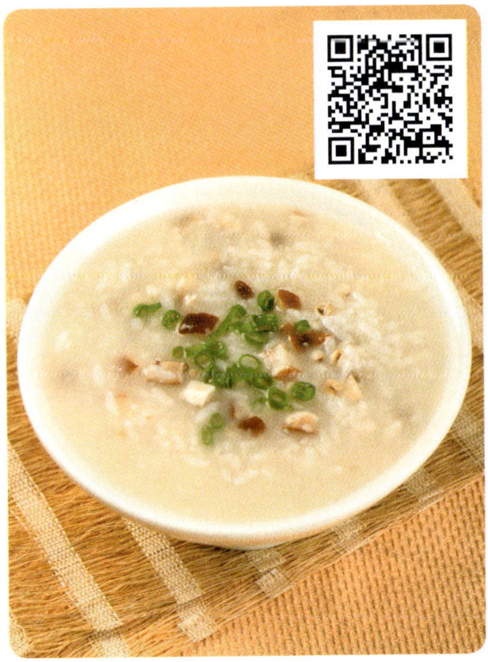

|材料| 香菇35克，水发薏米60克，水发大米85克，葱花少许

|调料| 盐2克，鸡粉2克，食用油适量

|做法|

①香菇切成丁，待用。

②砂锅中注清水烧开，放入薏米、大米、食用油，烧开后用小火煮至熟软，放入香菇，用小火煮续至熟烂，放入盐、鸡粉，拌匀。

③盛出装入碗中，放上葱花即成。

保健功效 本品有提高人体免疫力、防癌抗癌、健脾利湿、清热排脓的功效，对肺炎患者有一定的食疗作用。

肺结核

Feijiehe

病症说明

肺结核由结核分枝杆菌引起，是严重威胁着人类健康的疾病。肺结核患者无特异性的临床表现，有些患者无任何症状，大多数患者有午后低热等结核中毒的症状，伴有咳嗽、咳白色黏痰、咯血、胸痛、呼吸困难等症状。

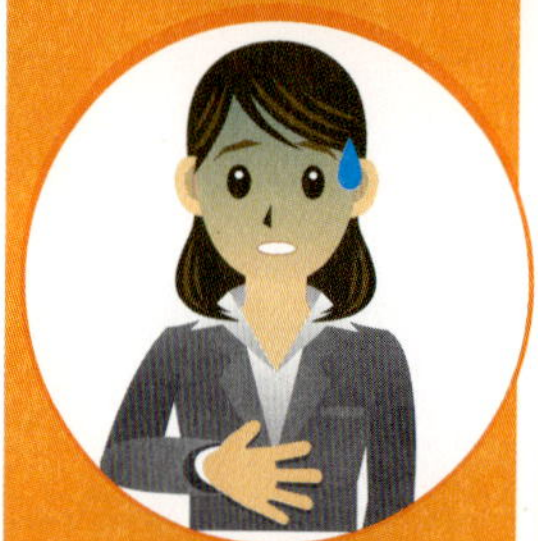

饮食建议

①宜食有抗结核杆菌作用的药食材，如百部、远志、苍术、白及、北豆根、淫羊藿、夏枯草、积雪草等。

②宜食有强肺功能的药食材，如猪肺、茯苓、人参等。

③应食益气养阴润肺的食物，如白果、燕窝、银耳、百合、山药、花生、粳米、薏米、芝麻、黑木耳等。

饮食禁忌

①勿食辛辣香燥、温补发物的食物，如辣椒、狗肉、黄鱼等。

②禁烟和酒等。

酸甜猕猴桃柳橙汁

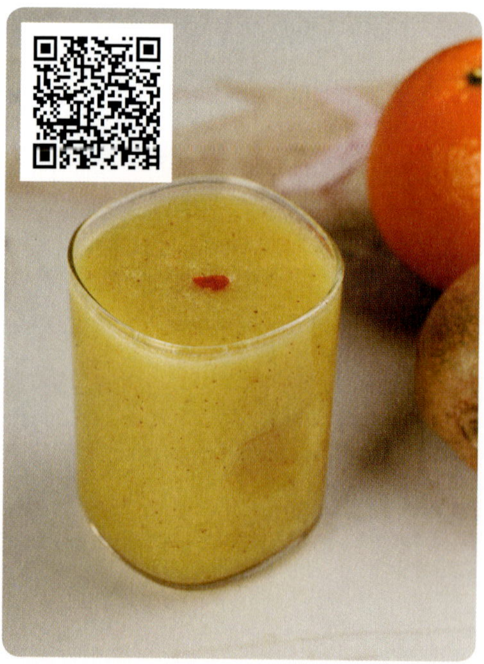

材料 猕猴桃80克，橙子90克，矿泉水适量

调料 蜂蜜10毫升

做法

①橙子、猕猴桃切小块，待用。

②取榨汁机，倒入洗净的猕猴桃、橙子、矿泉水，选择“榨汁”功能，榨取果汁，放入蜂蜜，再选择“榨汁”功能，搅拌均匀。

③把搅拌均匀的果汁，倒入杯中即成。

保健功效 本品有生津解热、调中下气、止渴利尿、抗肿消炎、健脾温胃、助消化的功效，对肺虚久咳、肺结核的患者有食疗作用。

香菇芹菜小米粥

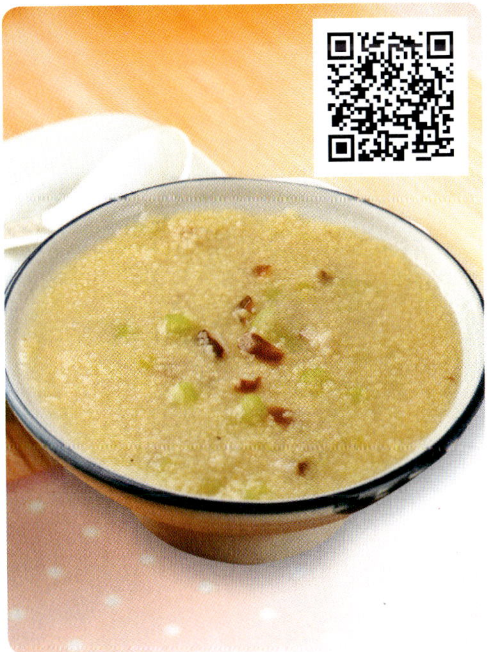

|材料| 水发小米100克，芹菜梗70克，鲜香菇40克

|调料| 盐、食用油各适量

|做法|

①芹菜切粒，香菇切丁，备用。

②砂锅中注清水烧开，倒入小米，煮沸后用小火煮至小米变软，倒入香菇丁，用小火续煮至食材熟透，放入芹菜粒、食用油、盐，搅拌煮至米粥入味。

③盛出小米粥，装入碗中即成。

保健功效 本品有清热除烦、平肝、健脾和胃、利水消肿、凉血止血的功效，对肺结核、脾胃虚弱的患者有食疗作用。

芸豆平菇牛肉汤

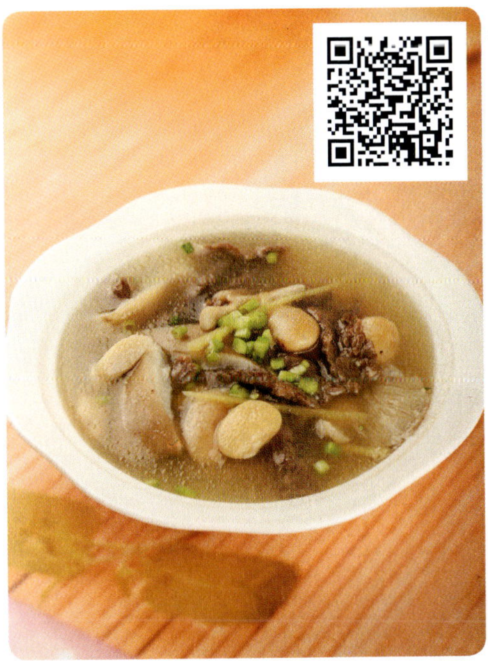

|材料| 牛肉120克，水发芸豆100克，平菇90克，姜丝、葱花各少许

|调料| 盐3克，鸡粉2克，食粉少许，生抽3毫升，水淀粉、食用油各适量

|做法|

①平菇切小块，牛肉切小片；将肉片装入碗中，放入食粉、盐、鸡粉、生抽、水淀粉、食用油，腌渍至其入味。

②锅中注入清水烧开，放芸豆、姜丝，煮沸后小火煮至芸豆变软，加盐、鸡粉、食用油、平菇，大火煮沸，放牛肉，煮熟透。

③盛出牛肉汤，撒上葱花即成。

保健功效 本品具有温中下气、利肠胃、益肾、补脾胃、益气血等功效，对于肺炎患者有一定的食疗作用。

肺癌

Feiai

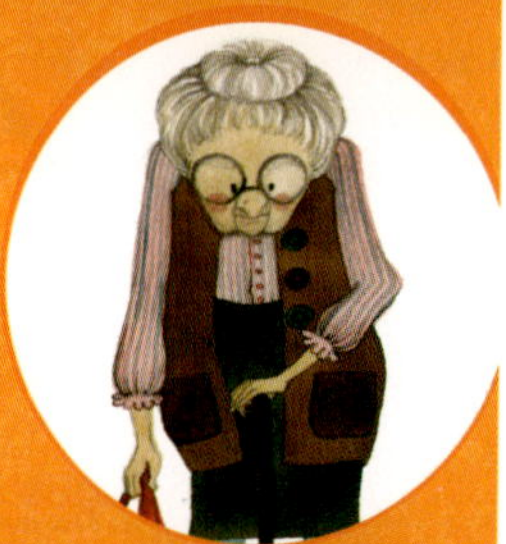

病症说明

肺癌是指原发生于支气管上皮细胞的恶性肿瘤，肺癌扩散转移的方式分为局部浸润、血道转移、淋巴管转移和种植转移。主要症状是咳嗽、咯血、发热、胸痛。

饮食建议

①宜食补肺气、止咳嗽的药食材，如北沙参、百合、泽泻、白及、玉竹、西瓜、黄瓜、麦冬等。

②宜食能增强机体免疫力、抗肺癌的食物，如薏米、粳米、牡蛎、海蜇、黄鱼、海参、山药、青枣、绿茶、猕猴桃、葡萄、花菜、大白菜、山楂、红枣、香菇、核桃、四季豆、菱角、冬虫夏草、甲鱼、燕窝等。

饮食禁忌

①忌食油煎烧烤类食物，如烤鸭、炸鸡、油条、薯片等。

②忌食辛辣、刺激性食物，如葱、姜、花椒、辣椒等。

③忌食油腻、生痰的食物，如肥肉、香肠、糯米等。

玉竹参归炖猪心

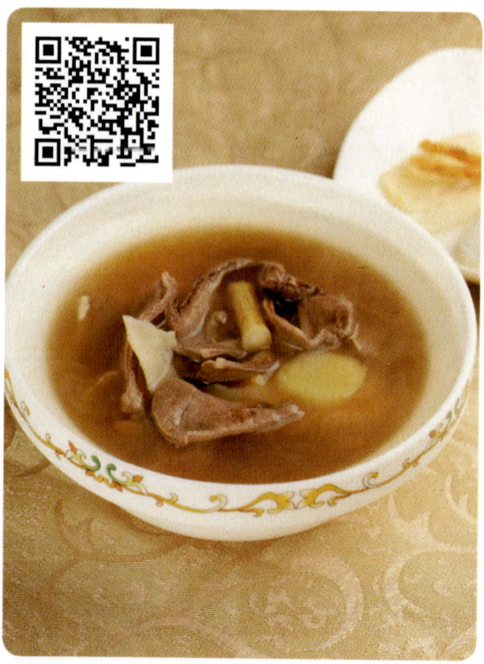

|材料| 玉竹10克，党参12克，当归12克，猪心180克，姜片少许

|调料| 盐2克，鸡粉2克，料酒10毫升

|做法|

①猪心切片；锅中注入清水烧开，倒入猪心片，用大火煮沸，汆去血水，捞出，待用。

②砂锅中注入清水烧开，放入玉竹、党参、当归、姜片、猪心、料酒，用小火炖30分钟，放入盐、鸡粉，拌匀。

③关火后盛出，装入碗中即成。

保健功效 本品有养阴、润燥、除烦、补中益气、健脾益肺的功效，对于治疗热病阴伤、咳嗽烦渴、肺癌、排尿频数等病症有一定的作用。

芦荟银耳炖雪梨

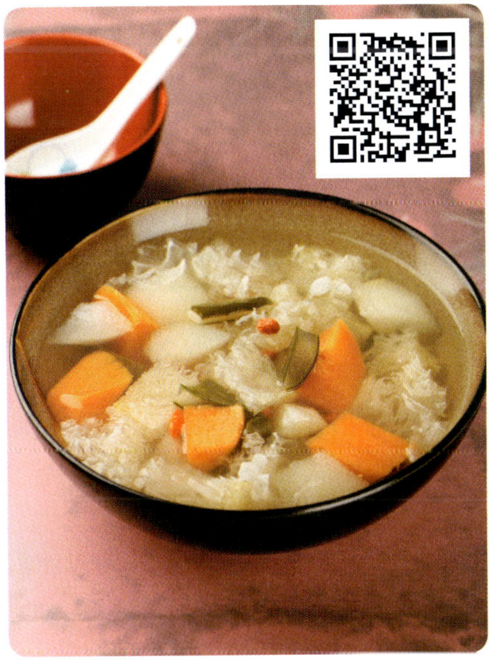

|材料| 芦荟85克，水发银耳130克，红薯100克，雪梨110克，冰糖40克，枸杞10克

|做法|

①雪梨、红薯、芦荟、银耳分别切小块。

②砂锅中注清水烧开，倒入红薯、银耳、雪梨，小火煮至熟软，加入冰糖、枸杞、芦荟，用小火续煮5分钟，搅匀使其更入味。

③关火后盛出装入碗中即成。

保健功效 雪梨有止咳化痰、清热降火、养血生津、润肺去燥、润五脏的功效，对于肺癌患者有一定的食疗功效。

柠檬蜂蜜绿茶

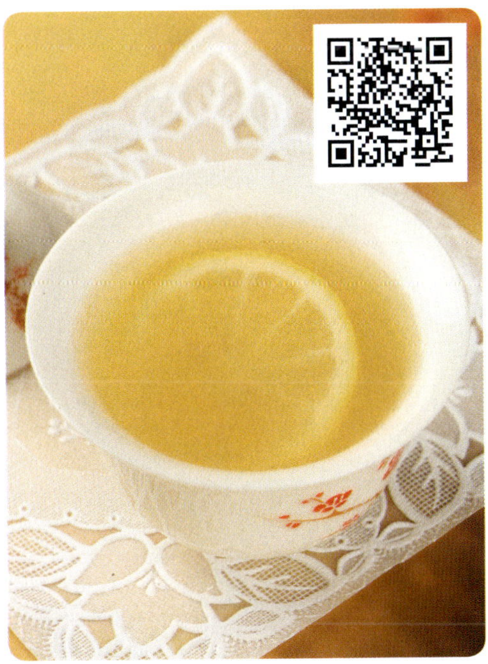

|材料| 柠檬片45克，绿茶10克，蜂蜜30毫升

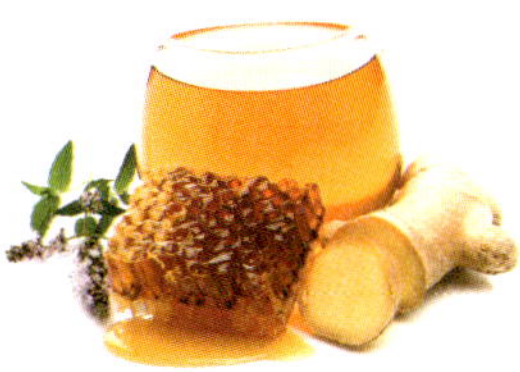

|做法|

①砂锅中注清水烧开，放入柠檬片、绿茶，煮1分钟至散出茶香味。

②把煮好的茶水盛出，滤入杯中，加入蜂蜜即可饮用。

保健功效 本品具有滋养、润燥、解毒、美白养颜、润肠通便之功效，对少年儿童咳嗽治疗效果很好，适用于肺燥咳嗽、干咳无痰、肺癌患者。

杏仁百合白萝卜汤

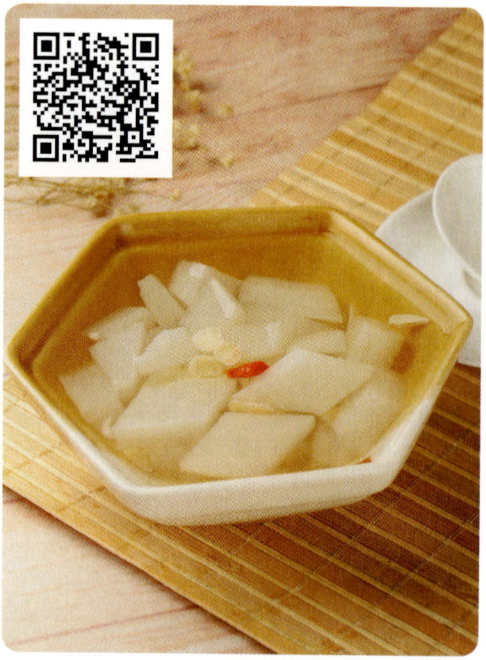

|材料| 杏仁15克，干百合20克，白萝卜200克

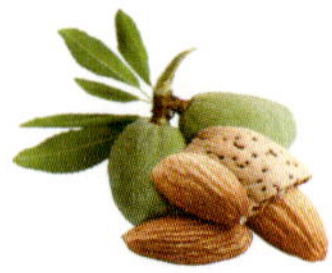

|调料| 盐3克，鸡粉2克

|做法|

①白萝卜切丁，待用。

②砂锅中注清水烧开，放入百合、杏仁、白萝卜丁，用小火煮20分钟至其熟软，放入盐、鸡粉，拌匀。

③关火后盛出萝卜汤，装入碗中即成。

保健功效 本品具有养阴润肺、清心安神、促进新陈代谢、增强食欲、化痰清热、帮助消化的功效，常食有助于预防肺癌。

彩椒炒芦笋

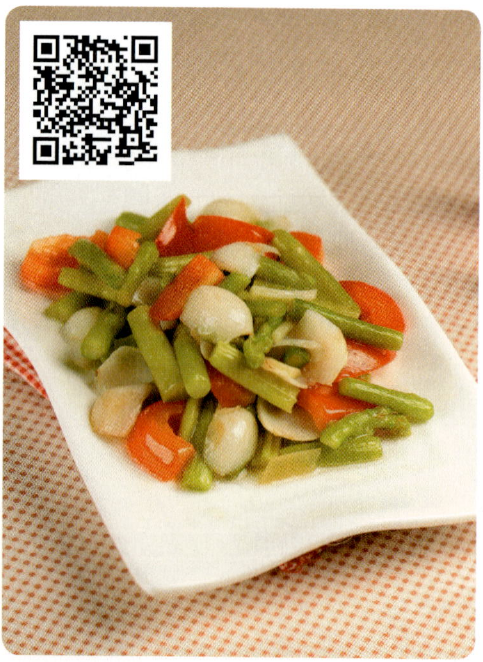

|材料| 芦笋110克，彩椒50克，鲜百合45克，姜片、葱段各少许

|调料| 盐3克，鸡粉2克，料酒4毫升，水淀粉、食用油各适量

|做法|

①芦笋切段，彩椒切块。

②锅中注清水烧开，放食用油、盐，倒入芦笋、彩椒、百合，煮至食材断生捞出。

③用油起锅，放姜片、葱段爆香。倒入食材翻炒。淋入料酒，加入鸡粉、盐，炒匀调味。倒入少许水淀粉勾芡。翻炒至食材入味，关火后盛出装盘即成。

保健功效 芦笋含有人体所需的多种氨基酸，对肺癌患者来说，食用芦笋，能增强免疫力。

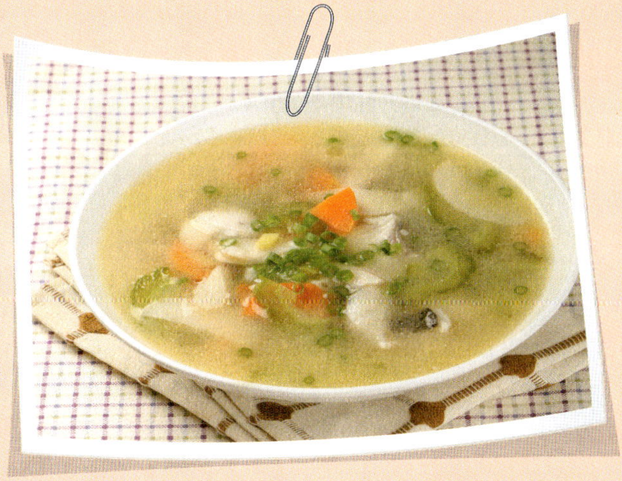

Part 3

心脑血管及内分泌常见病食疗方案

心血管是由心和血管组成的，血管又包括动脉、静脉和毛细血管，在功能上主要是把机体从外界摄取的氧气和营养物质输送至全身的各个组织和器官，促进新陈代谢，同时将代谢产物运送至肺、肾、皮肤等处排出体外。心血管内科疾病具有“发病率高、致残率高、死亡率高、复发率高、并发症多”即“四高一多”的特点。心血管内科常见病包括冠心病、心肌炎、高血压、高脂血症、脑卒中、糖尿病、痛风、贫血等。通过食疗的方式调理这些心血管内科的常见病，能起到很好的作用。

冠心病

Guanxinbing

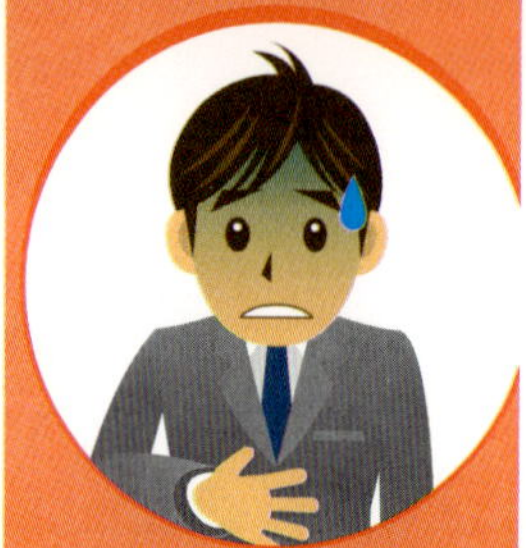

病症说明

冠心病是由于冠状动脉粥样硬化病变致使心肌缺血、缺氧的心脏病，分为隐匿型冠心病、心绞痛型冠心病、心肌梗死型冠心病、猝死型冠心病。其症状有发作性胸骨后疼痛、心悸、呼吸困难、原发性心脏聚停、心绞痛、心肌梗死等。

饮食建议

①宜食有扩张冠脉血管的药食材，如玉竹、牛膝、天麻、香附、红花、菊花、山楂、红枣、洋葱、猪心等。

②宜食有促进血液运行的药食材，如丹参、红花、田七、当归、益母草、郁金、枸杞、海鱼、木耳、蒜等。

③宜食有抗氧化物质的食物，如牛奶、豆制品、芝麻等。

饮食禁忌

①忌食高胆固醇，高脂肪的食物，如螃蟹、肥肉、蛋黄等。

②忌吃高糖食物，如甜点、糖果等，否则会加重肥胖。

③忌吃使心率加快、增大大脑耗氧量的食物，如咖啡、浓茶、白酒等。

西芹烧豆腐

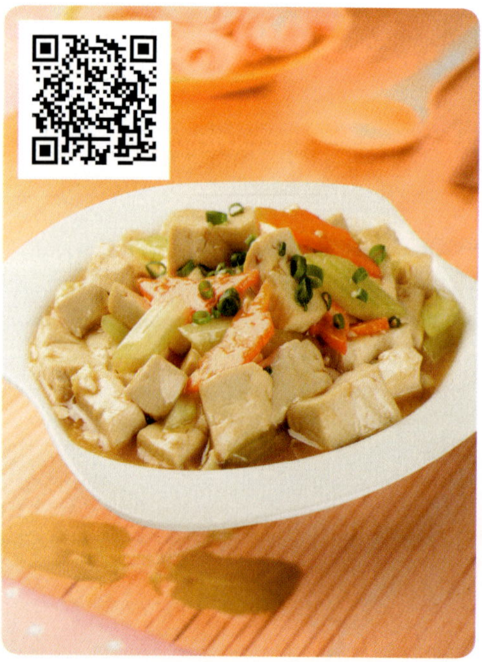

材料 豆腐180克，西芹100克，胡萝卜片、蒜末、葱花各少许

调料 盐3克，鸡粉2克，老抽少许，生抽5毫升，水淀粉、食用油各适量

做法

①西芹切小段，豆腐切小方块。

②锅中注清水烧开，加盐、豆腐块，煮1分钟，倒入胡萝卜片，煮至断生后捞出待用。

③用油起锅，放蒜末、西芹、豆腐、胡萝卜、清水、生抽、盐、鸡粉、老抽，小火焖煮至熟透，大火收汁，倒入水淀粉，翻炒入味，盛出撒上葱花即成。

保健功效 本品具有清热除烦、平肝、利水消肿、益气宽中、生津润燥、健脾胃的作用，对冠心病患者有一定的食疗作用。

蜜汁苦瓜

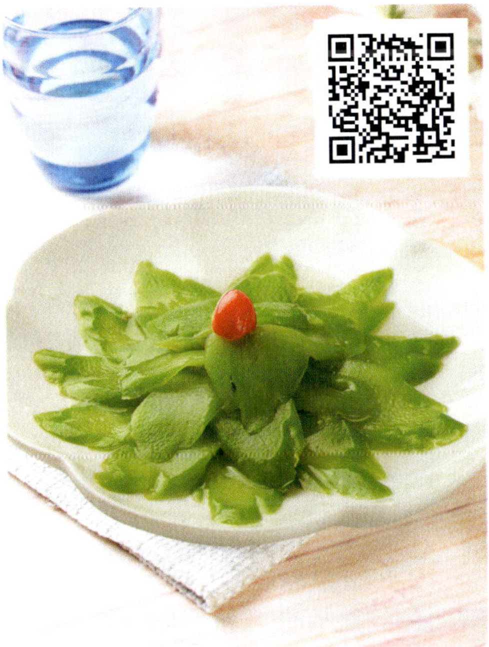

|材料| 苦瓜130克，蜂蜜40毫升

|调料| 凉拌醋适量

|做法|

①苦瓜切成片，待用；锅中注入清水烧开，倒入苦瓜，煮至食材熟软后捞出，沥干水分，待用。

②将苦瓜装入碗中，倒入蜂蜜、凉拌醋，搅拌至食材入味。

③盛出煮好的苦瓜装盘即成。

保健功效 本品具有清暑除烦、清热消暑、解毒、明目、降低血糖、补肾健脾、益气壮阳、提高机体免疫能力的功效，对冠心病患者有一定的食疗作用。

菠萝炒鱼片

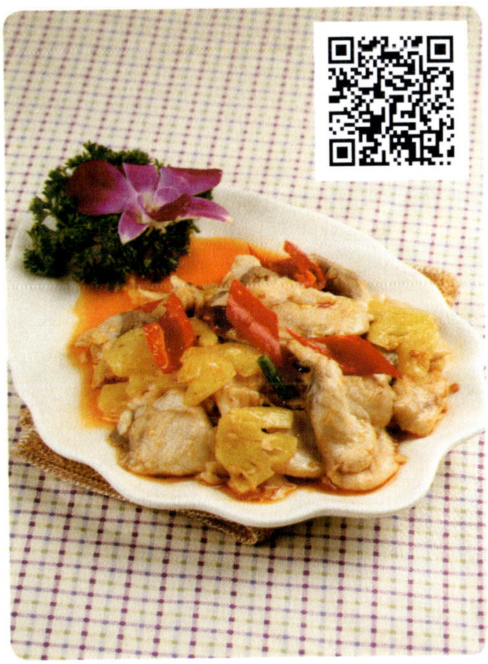

|材料| 菠萝肉75克，草鱼肉150克，红椒25克，姜片、蒜末、葱段各少许

|调料| 豆瓣酱7克，盐2克，鸡粉2克，料酒4毫升，水淀粉、食用油各适量

|做法|

①鱼片放碗中，加盐、鸡粉、水淀粉、食用油，腌渍入味。热锅注油烧热，放入鱼片，滑油至断生，捞出，沥干，待用。

②用油起锅，放姜片、蒜末、葱段、红椒块、菠萝肉、鱼片、盐、鸡粉、豆瓣酱、料酒、水淀粉勾芡，中火炒至入味。

③盛出放在盘中即成。

保健功效 本品有清暑解渴、消食止泻、补脾胃、补气血、消食、祛湿、温中补虚等功效，适合冠心病患者食用。

心肌炎

Xinjiyan

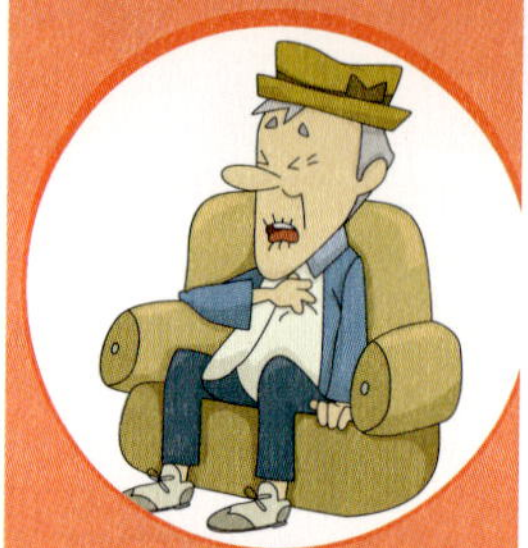

病症说明

心肌炎是指心肌中发生的急性、亚急性或慢性的炎性病变，这种炎性病变可能是局限性的或弥漫性的。前驱期常伴有发热、疲乏、多汗、心慌、气急、心前区闷痛等，严重者可并发心律失常、心功能不全甚至猝死。

饮食建议

①宜食有抵抗柯萨奇病毒的药食材，如苦参、丁香、仙灵脾、乌药、败酱草、山豆根等。

②宜食有抗炎杀菌的药食材，如黄柏、马齿苋、绿豆等。

③宜食富含维生素的水果，如橙子、香蕉、柚子等。

饮食禁忌

①忌食高脂肪的食物，如肥猪肉、黄油、奶油、动物内脏、鱼子、动物油等。

②忌烟戒酒。

人参玉竹莲子鸡汤

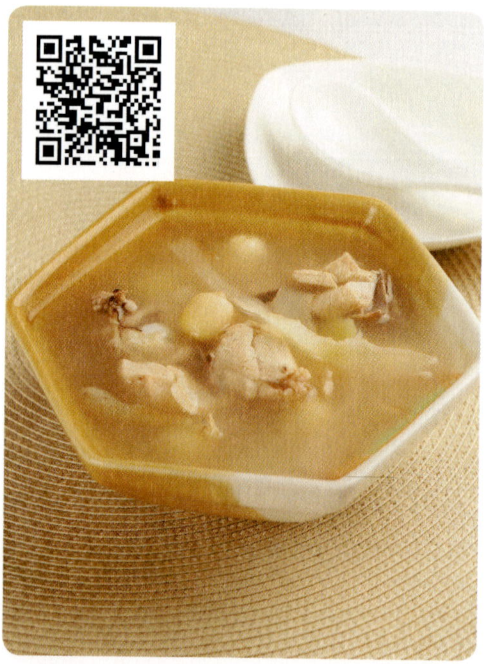

|材料| 人参4克，玉竹6克，水发莲子60克，鸡块350克，姜片少许

|调料| 料酒、鸡粉、盐各适量

|做法|

①锅中注清水烧开，倒入鸡块、料酒，汆去血水，捞出，待用。

②砂锅注清水烧开，倒入莲子、人参、玉竹、鸡块、料酒、姜片小火炖40分钟至熟，放入鸡粉、盐，拌匀。

③盛出汤料即成。

保健功效 人参、玉竹中的成分能保护心肌，改善心肌供血，对心肌炎、心绞痛患者有很好的调理效果。

百合猪心粥

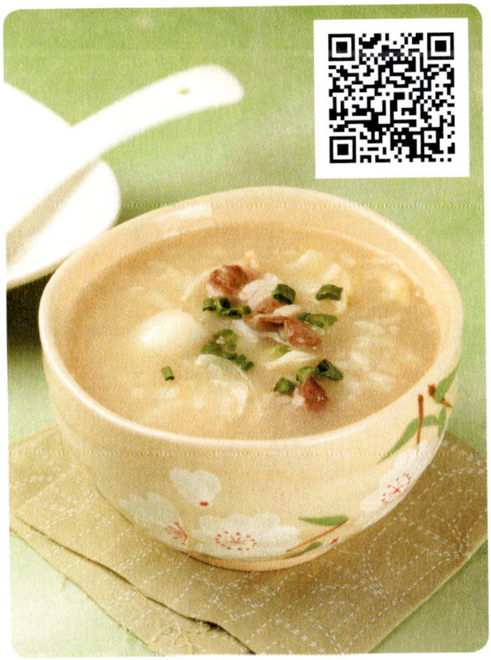

|材料| 水发大米170克，猪心160克，鲜百合50克，姜丝、葱花各少许

|调料| 盐3克，鸡粉、胡椒粉各2克，料酒、生粉、芝麻油、食用油各适量

|做法|

①猪心切片；猪心片装入碗中，撒上姜丝、盐、鸡粉、料酒、胡椒粉、生粉、食用油，腌渍约10分钟，至其入味。

②砂锅中注清水烧开，倒入大米，煮沸后用小火煲煮至米粒变软，倒入百合、腌渍好的材料，搅拌煮至熟透，加入盐、鸡粉、芝麻油，转中火续煮至粥入味。

③盛出猪心粥，撒上葱花即成。

保健功效 本品能养阴润肺、清心安神、养心补血，适合心肌炎患者食用。

丹参黄芪枸杞茶

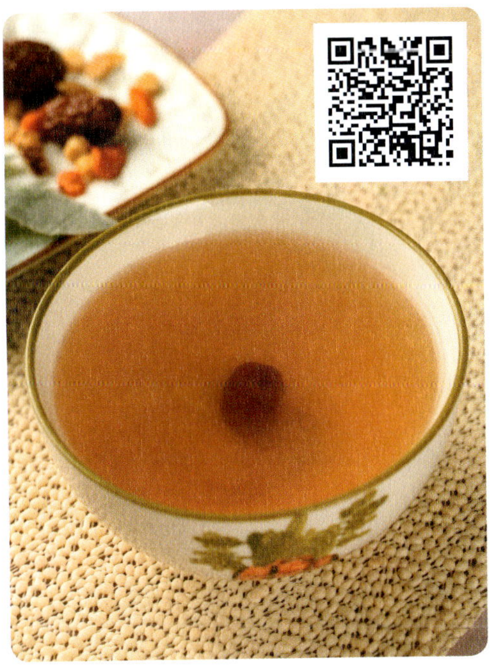

|材料| 红枣20克，黄芪10克，丹参、枸杞各5克

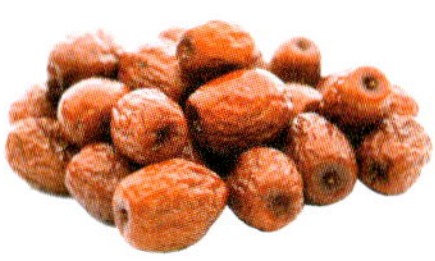

|做法|

①砂锅中注入清水烧开。

②放入红枣、黄芪、丹参、枸杞，煮沸后用小火煮至其析出有效成分，搅拌片刻。

③盛出煮好的枸杞茶，滤取茶汁，装入茶杯中稍凉即可饮用。

保健功效 本品具有活血通经、排脓生肌、增强心肌收缩力、养肝、润肺的功效，对于心肌炎患者有一定的食疗作用。

高血压

Gaoxueya

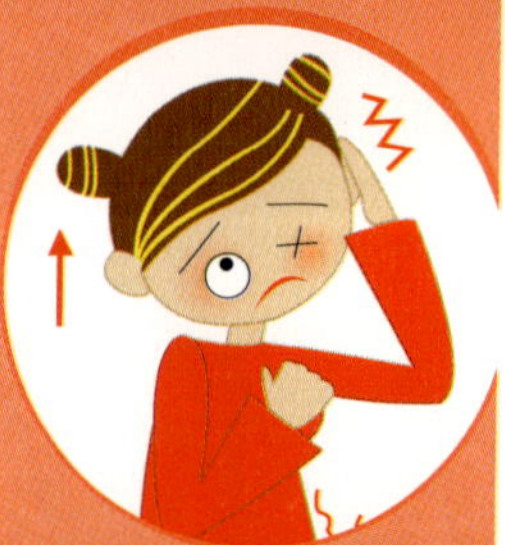

病症说明

高血压是指在静息状态下动脉收缩压和（或）舒张压增高，常伴有心、脑、肾、视网膜等器官功能性或者器质性改变以及脂肪和糖代谢紊乱等现象。它分为原发性和继发性高血压症。表现为头晕、头痛、烦躁、心悸、失眠、肢体麻木等。

饮食建议

①宜食有降低胆固醇作用的药食材，如黑芝麻、黄豆、南瓜、大蒜、黄精、山楂、灵芝、枸杞、杜仲、玉米须等。
②宜食有清除氧自由基的药食材，如大蒜、苍耳子、女贞子、丹参、五加皮、芦笋、洋葱、芹菜、蘑菇、禽蛋等。
③宜食膳食纤维含量高的食物，如糙米、玉米、小米等。

饮食禁忌

①勿食易产气及性热的食物，如红薯、干豆、狗肉等。
②勿食过多动物蛋白食物，如鸡蛋、猪肉、牛奶等。
③腌、熏、卤、酱等钠含量较高的食物应少食或忌食。

玉米须决明菊花茶

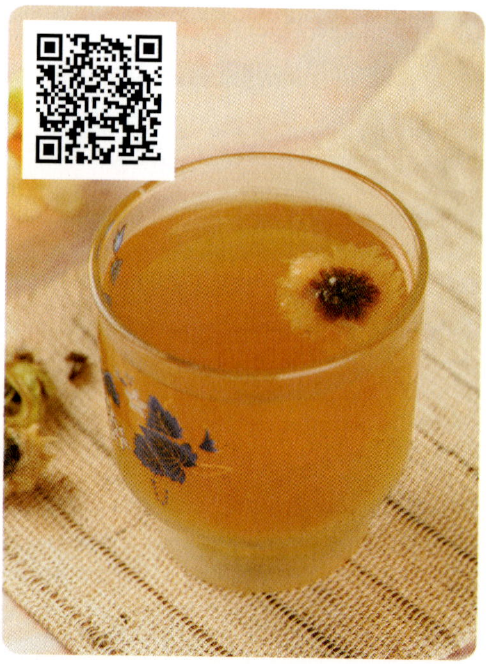

材料 玉米须10克，决明子10克，菊花5克

做法

①砂锅中注入清水烧开，放入玉米须、决明子、菊花，煮沸后用小火煮至其析出有效成分，用大火略煮片刻。

②关火后盛出菊花茶，滤取茶汁，装入玻璃杯中稍凉即可饮用。

保健功效 本品具有利尿消肿、平肝利胆、清热降压的功效，用于治疗高血压、慢性肾炎、水肿等疾病，对于高血压患者有一定的食疗作用。

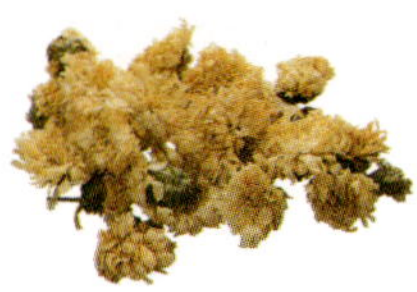

白果炒苦瓜

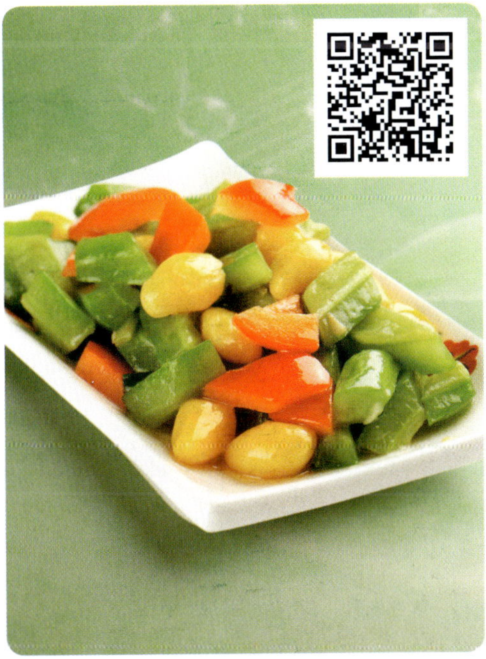

|材料| 苦瓜130克，白果50克，彩椒40克，蒜末、葱段各少许

|调料| 盐3克，水淀粉、食用油各适量

|做法|

①彩椒、苦瓜切小块。锅中注清水烧开，放入苦瓜、盐，煮约1分钟，再放入白果，续煮至食材断生后捞出，待用。

②用油起锅，放入蒜末、葱段、彩椒，炒匀，倒入焯过水的食材，加入盐、水淀粉勾芡，翻炒至食材熟透、入味。

③盛出煮好的食材装入盘中即成。

保健功效 本品具有清暑除烦、清热消暑、解毒、明目、降低血糖、补肾健脾、益气壮阳、提高机体免疫能力的功效，对于高血压患者有一定的食疗作用。

芝麻拌牛蒡丝

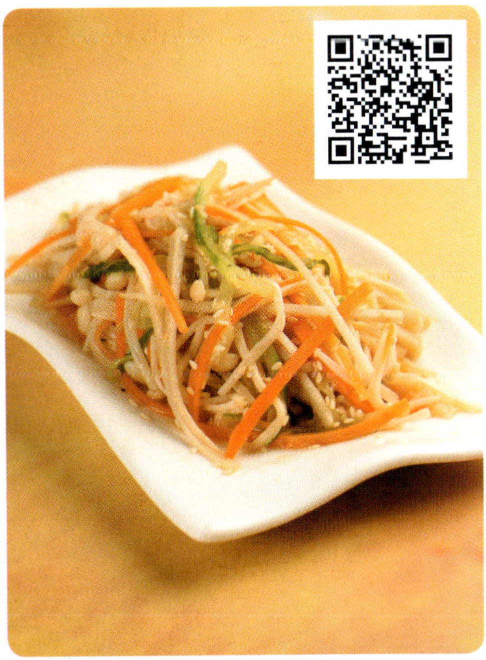

|材料| 金针菇100克，黄瓜95克，胡萝卜90克，牛蒡90克，蒜末、熟芝麻各少许

|调料| 盐3克，鸡粉少许，生抽4毫升，陈醋5毫升，芝麻油、食用油各适量

|做法|

①黄瓜、胡萝卜、牛蒡切丝；锅中注清水烧开，加盐、食用油、牛蒡丝，大火煮约半分钟，放金针菇，煮至熟软后捞出，待用。

②把煮熟的食材装碗中，放蒜末、盐、鸡粉、生抽、陈醋、芝麻油，搅拌至入味。

③盘子中盛入食材，撒上熟芝麻即成。

保健功效 本品有降糖降压降脂、提高人体免疫力的功效，用于治疗高血压、高脂血症、糖尿病等病症。

高脂血症

Gaozhixuezheng

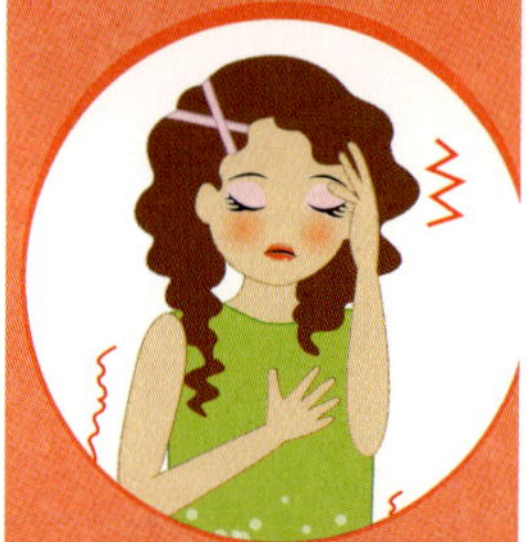

病症说明

高脂血症是总胆固醇、三酰甘油过高；低密度脂蛋白胆固醇过高；高密度脂蛋白胆固醇过低。分为原发性和继发性高脂血症。表现为头晕、头痛、胸闷、心痛、乏力等。

饮食建议

①宜食有抑制脂肪吸收的药食材，如玉米须、薏米、佛手、泽泻、山药、苍耳子、红花、红枣、牛蛙等。

②宜食有抑制肠道吸收胆固醇的药食材，如木耳、魔芋、冬瓜、薏米、蒲黄、木瓜、大黄、银耳、芦荟等。

③宜食降低血脂的食物，如小米、绿茶、海鱼等。

饮食禁忌

①忌食高脂肪食物，导致血液凝固性升高，如猪肉、猪油、动物脊髓、动物脑、动物内脏、黄油等。

②忌食含胆固醇、糖量高的食物，如蛋黄、鱼子、螃蟹等。

玉米须山楂茶

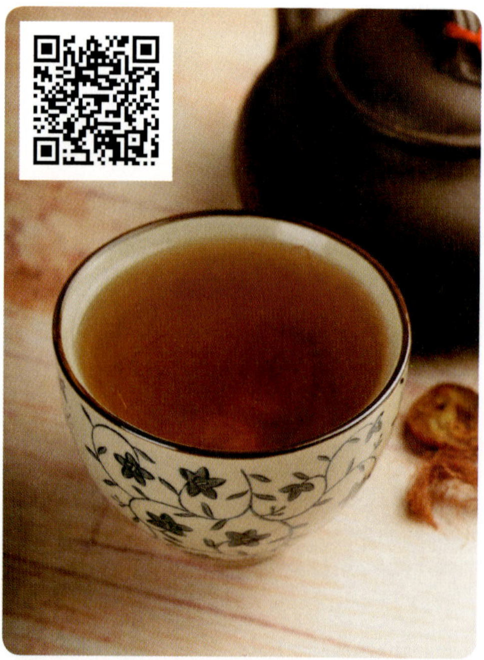

|材料| 干山楂10克，玉米须3克

|调料| 蜂蜜少许

|做法|

①砂锅中注清水烧开，放入玉米须、干山楂，搅拌片刻，煮沸后用小火煮至其析出有效成分。

搅拌片刻。

②关火后盛出药茶，装入杯中，加入蜂蜜搅拌均匀即成。

保健功效 本品具有降压、降脂、降糖、止血、利胆的功效，主治高血压、高脂血症、高血糖，对于高脂血症患者有一定的食疗作用。

白菜炒菌菇

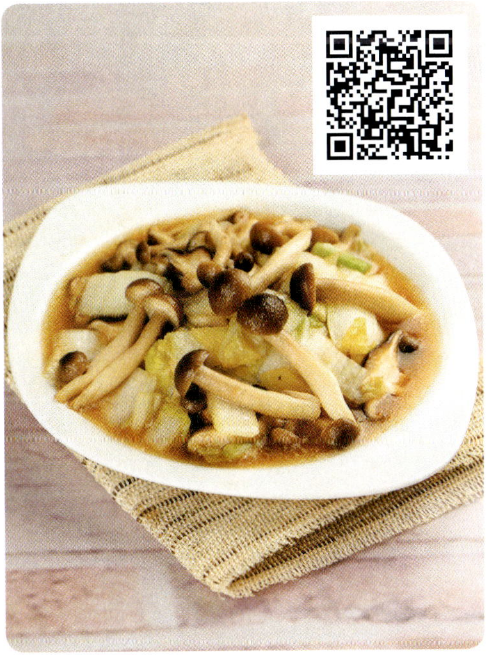

|材料| 大白菜200克，蟹味菇60克，香菇50克，姜片、葱段各少许

|调料| 盐3克，鸡粉少许，蚝油5毫升，水淀粉、食用油各适量

|做法|

①蟹味菇去老茎，香菇切片，大白菜切块。

②锅中注清水烧开，加入盐、食用油、白菜块、香菇、蟹味菇，煮约半分钟，捞出，待用。

③用油起锅，放入姜片、葱段、食材、蚝油、鸡粉、盐、水淀粉勾芡，转中火翻炒至入味，盛出食材即成。

保健功效 本品能清热解毒、利尿养胃、降血压、降血脂、降胆固醇，对于高脂血症患者有一定的食疗作用。

苦瓜鱼片汤

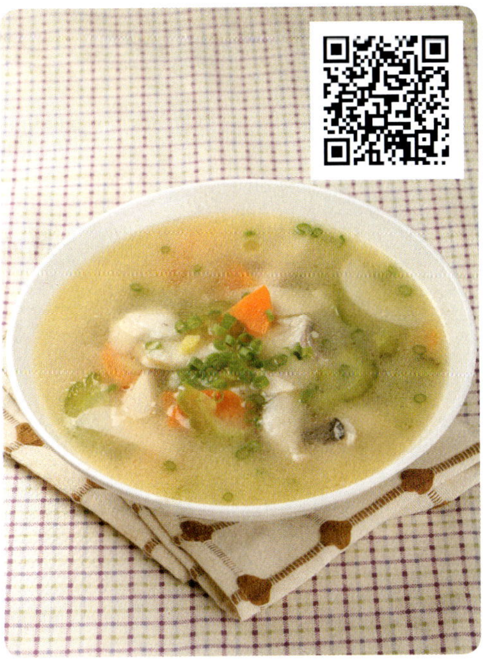

|材料| 苦瓜100克，鲈鱼肉110克，胡萝卜40克，鸡腿菇70克，姜片、葱花各少许

|调料| 盐3克，鸡粉2克，胡椒粉少许，水淀粉、食用油各适量

|做法|

①鲈鱼切片装碗中，放盐、鸡粉、胡椒粉、水淀粉、食用油，腌渍10分钟至入味。

②用油起锅，放姜片、苦瓜片、胡萝卜、鸡腿菇、清水，人火烧开，煮3分钟至熟，放盐、鸡粉、鱼片，煮至熟透。

③盛出鱼汤，放入葱花即成。

保健功效 本品具有清暑除烦、清热解毒、降血糖、提高机体免疫能力的功效，对于高脂血症患者有一定的食疗作用。

脑卒中

Naocuzhong

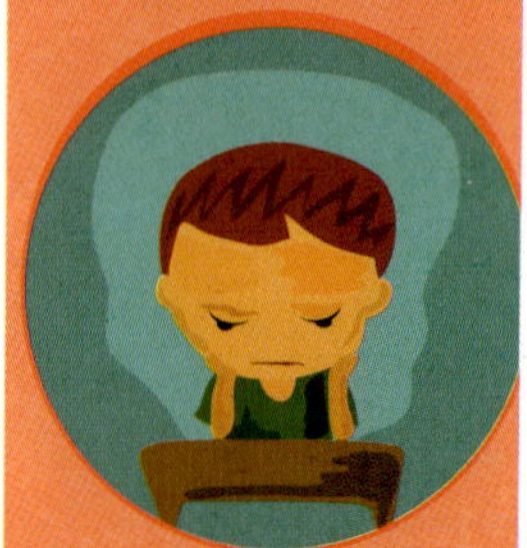

病症说明

脑卒中是指患者脑血管疾病的病人，因各种诱发因素引起脑内动脉狭窄、闭塞或破裂，而造成急性脑血液循环障碍。临床表现为一次性或永久性脑功能障碍的症状和体征。脑卒中分为缺血性脑卒中和出血性脑卒中。

饮食建议

①宜食清淡易消化的食物，如荞麦、燕麦、小米、苦瓜、冬瓜、菠菜、芹菜、香菜、空心菜、荠菜、荸荠等。

②宜食降脂降胆固醇、抗血小板聚集、抗凝的食物，如小米、荞麦、绿豆、酸奶、香菇、黑木耳、姜、大蒜、洋葱、芹菜、花菜、茶叶、山楂、海藻、海带等。

饮食禁忌

①应忌食动物内脏、蛋黄、动物脑、鱼子、鳗鱼、鱿鱼等高胆固醇含量食物，以免加重脑血管内壁的损伤。

②忌烟酒及兴奋性饮料。

香菇炖豆腐

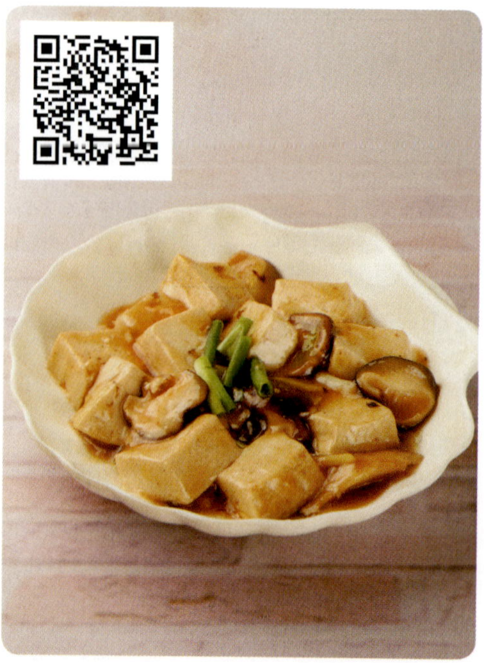

材料 鲜香菇60克，豆腐200克，姜片、葱段各少许

调料 盐2克，白糖4克，鸡粉2克，蚝油10毫升，生抽5毫升，料酒4毫升，水淀粉4毫升，食用油适量

做法

①豆腐切块，香菇切片；锅中注入清水烧开，放香菇，煮半分钟捞出，将豆腐倒入沸水锅中，煮半分钟，捞出，备用。

②用油起锅，放姜、葱、香菇、豆腐块、料酒、清水，煮沸，加生抽、蚝油、盐、白糖、鸡粉、水淀粉，煮至入味，炒匀。

③盛出煮好的食材，撒上葱段即可。

保健功效 豆腐所含的豆固醇抑制了胆固醇的摄入，常食有助于预防脑卒中。

木耳山楂排骨粥

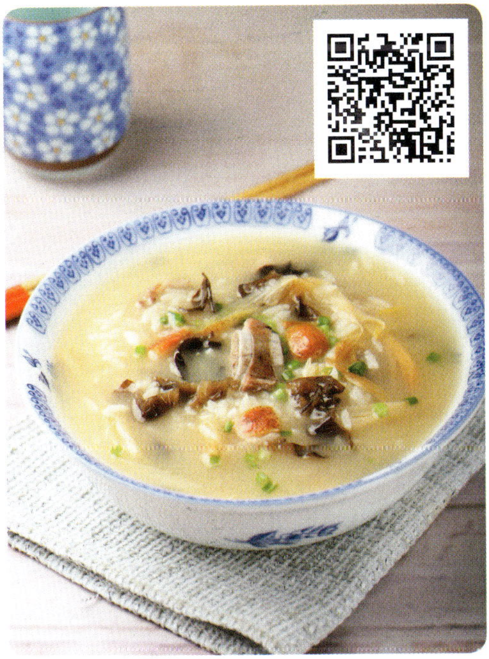

|材料| 水发木耳40克，排骨300克，山楂90克，水发大米150克，水发黄花菜80克，葱花少许

|调料| 料酒8毫升，盐2克，鸡粉2克，胡椒粉少许

|做法|

①木耳、山楂切块；排骨切段，汆水。

②砂锅中注清水烧开，倒入大米、排骨、料酒，煮至沸腾，倒入木耳、山楂、黄花菜，用小火煮至熟透，放入盐、鸡粉、胡椒粉。

③盛出装入碗中，撒上葱花即成。

保健功效 本品具有预防心脑血管疾病、减肥、防癌、治便秘的功效，对于脑卒中患者也有一定的食疗作用。

黄花菜拌海带丝

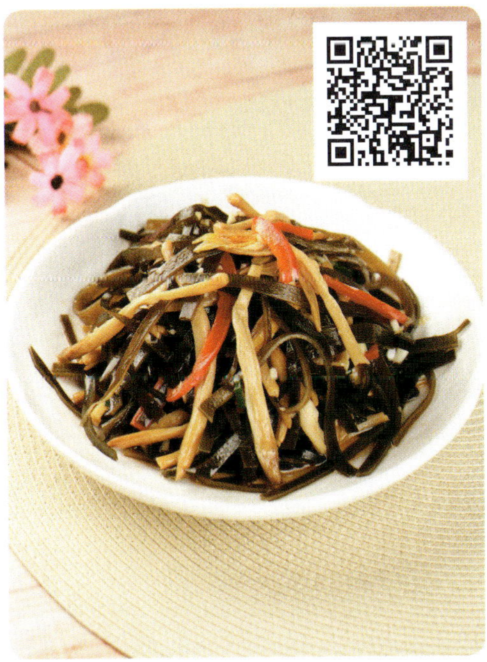

|材料| 水发黄花菜100克，水发海带80克，彩椒50克，蒜末、葱花各少许

|调料| 盐3克，鸡粉2克，生抽4毫升，白醋5毫升，陈醋8毫升，芝麻油少许

|做法|

①彩椒切粗丝，海带切细丝。

②锅中注入清水烧开，加白醋、海带丝，略煮，倒黄花菜、盐，搅拌片刻，放彩椒丝，用大火续煮至熟透后捞出，待用。

③把焯煮熟的食材装碗中，加蒜末、葱花、盐、鸡粉、生抽、芝麻油、陈醋，搅拌至入味，盘子中盛入菜肴即成。

保健功效 本品具有化痰、软坚、清热、降血压、维持甲状腺正常功能、健脑的作用，对于脑卒中患者有食疗作用。

糖尿病

Tangniaobing

病症说明

糖尿病是由遗传因素、免疫功能紊乱等各种致病因子作用于机体，导致胰岛功能减退、胰岛素抵抗等而引发的系列代谢紊乱综合征，分为1型和2型糖尿病，以后者最常见，早期可无症状，典型症状为多尿、多饮、多食、清瘦、疲乏等。

饮食建议

①宜食有降低血糖浓度功能的药食材如苦瓜、洋葱、南瓜、木耳、玉米、大蒜、黄精、葛根、玉竹、白术等。

②宜食促进胰岛素分泌功能的药食材，如女贞子、桑叶、淫羊藿、黄芩、芹菜、柚子、番石榴、芝麻等。

饮食禁忌

①忌食使血糖升高的食物，如蜂蜜、果脯、果酱等。

②忌吃辛辣刺激、肥腻的食物，如牛油、肥肉、酒等。

③忌食容易引发中毒的食物，如乌鸡、牛奶、牛肉等。

黄瓜炒绿豆芽

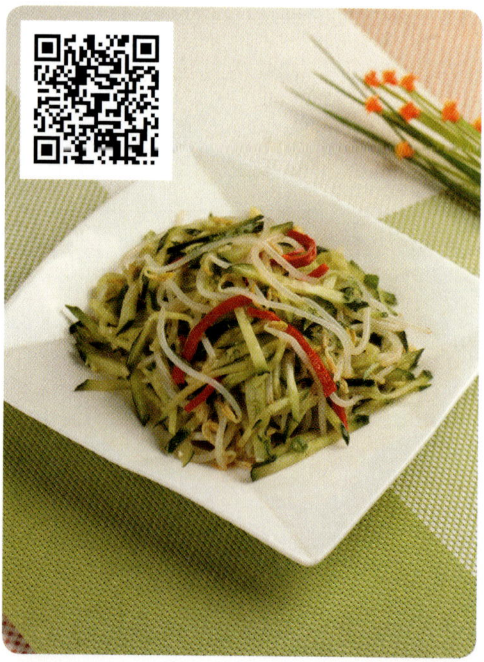

|材料| 黄瓜200克，绿豆芽80克，红椒15克，蒜末、葱花各少许

|调料| 盐2克，鸡粉2克，陈醋4毫升，芝麻油、食用油各适量

|做法|

①黄瓜、红椒切丝。锅中注清水烧开，加入食用油、绿豆芽、红椒，煮约半分钟至熟，捞出。

②热锅注油，放入黄瓜丝、绿豆芽、红椒丝翻炒均匀，加盐、鸡粉、蒜末、葱花、陈醋，拌匀至食材入味。淋入芝麻油，拌匀。

③将食材装入盘中即成。

保健功效 本品含有维生素C、核黄素、纤维素，能清除血管壁中堆积的胆固醇和脂肪，糖尿病患者可以常食。

蒜片苦瓜

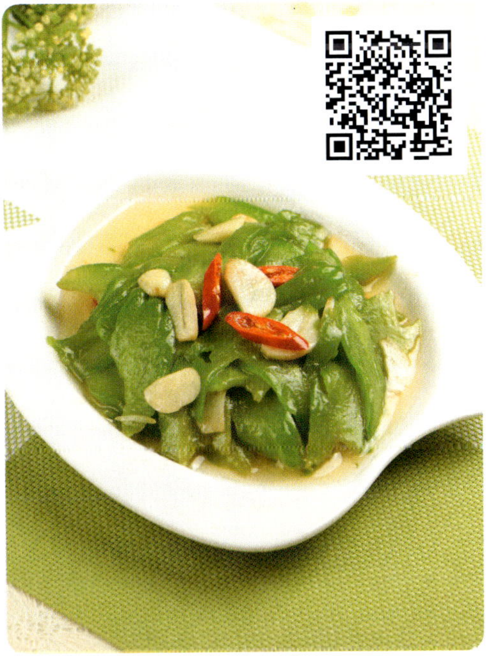

|材料| 苦瓜200克，大蒜25克，红椒10克

|调料| 盐2克，鸡粉、食粉少许，蚝油4毫升，水淀粉、食用油各适量

|做法|

①苦瓜切小块，红椒切圈，大蒜切片；锅中注清水烧开，放入食粉、苦瓜块，煮约半分钟，捞出，待用。

②用油起锅，放入蒜片、苦瓜、蚝油、盐、鸡粉，翻炒至入味，倒入红椒，大火快炒片刻，倒入水淀粉勾芡。

③盛出装在盘中即成。

保健功效 本品能利尿活血、消炎退热、清心明目、提高糖尿病患者的免疫功能，对于糖尿病患者有一定的食疗功效。

西红柿炒冬瓜

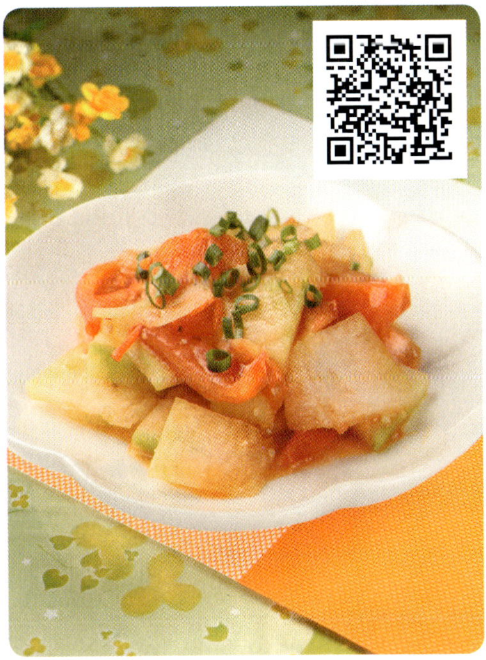

|材料| 西红柿100克，冬瓜260克，蒜末、葱花各少许

|调料| 盐2克，鸡粉2克，水淀粉、食用油适量

|做法|

①冬瓜切片，西红柿切小块，备用。

②锅中注清水烧开，倒入冬瓜，煮至其断生，捞出，备用。

③用油起锅，放入蒜末、西红柿、冬瓜、盐、鸡粉、水淀粉，炒匀，盛出食材，撒上葱花即成。

保健功效 冬瓜含有丙醇二酸，能防止体内脂肪堆积，消耗多余的脂肪，对高血压、动脉粥样硬化、糖尿病等有良好的食疗效果，适合糖尿病患者食用。

痛风

Tongfeng

病症说明

痛风是由于嘌呤代谢紊乱导致血尿酸增加而引起组织损伤的疾病。多发于人体最低部位的关节，剧烈疼痛。表现为痛风性关节炎、痛风结节、肾脏病变、发热和头痛等症状。

饮食建议

①宜食促进机体代谢功能的药食材，如木瓜、红萝卜、海带、大米、苹果、牛奶、洋葱、土豆、大蒜等。

②宜食促进尿酸排泄功能的中药材和食材，如樱桃、车前子、车前草、薏米、黄柏、泽泻、茯苓、地龙等。

③宜食可中和过量尿酸的碱性食物，如茄子、黄瓜、土豆等。

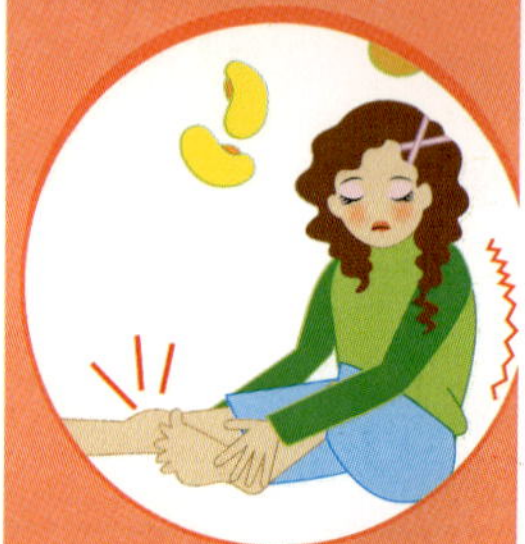

饮食禁忌

①慎食含有嘌呤类物质的食物，如豆腐、鸡汤、狗肉、鹅肉等。

②忌食发物，如螃蟹、虾、杏、桂圆等。

③忌食辛辣助火的食物，如胡椒、酒、羊肉等。

荷叶薏米茶

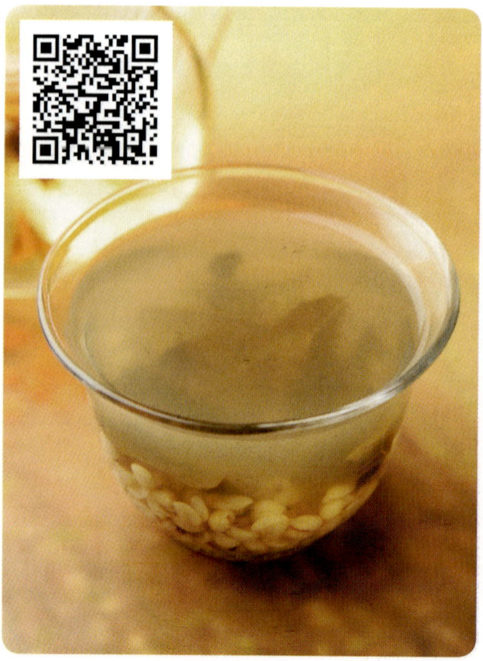

|材料| 水发薏米80克，荷叶碎5克

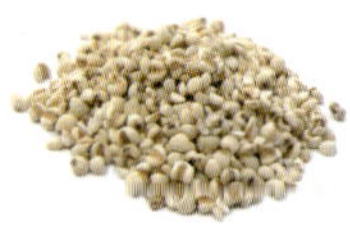

|调料| 蜂蜜少许

|做法|

①砂锅中注入清水烧开，倒入薏米、荷叶碎，烧开后用小火煮约30分钟，至食材熟透，加入蜂蜜，搅拌均匀，转中火略煮至蜂蜜溶化。

②关火后盛出药茶，装入茶杯中即成。

保健功效 本品具有利水渗湿、抗癌、解热、镇静、镇痛、散瘀止血的功效，适合痛风患者食用。

蒜蓉空心菜

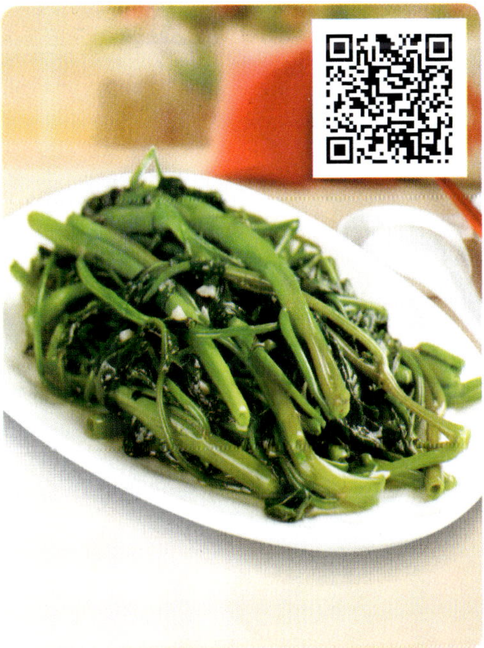

|材料| 空心菜300克，蒜末少许

|调料| 盐、鸡粉各2克，食用油少许

|做法|

①空心菜切成小段，待用。

②用油起锅，放入蒜末，爆香，倒入空心菜，用大火翻炒至其变软，转中火，加入盐、鸡粉，翻炒至食材入味。

③关火后盛出炒好的蒜蓉空心菜，装入盘中摆好即成。

保健功效 本品具有促进肠道蠕动、通便解毒、清热凉血、利尿的功效，对于痛风患者有一定的食疗作用。

糖醋菠萝藕丁

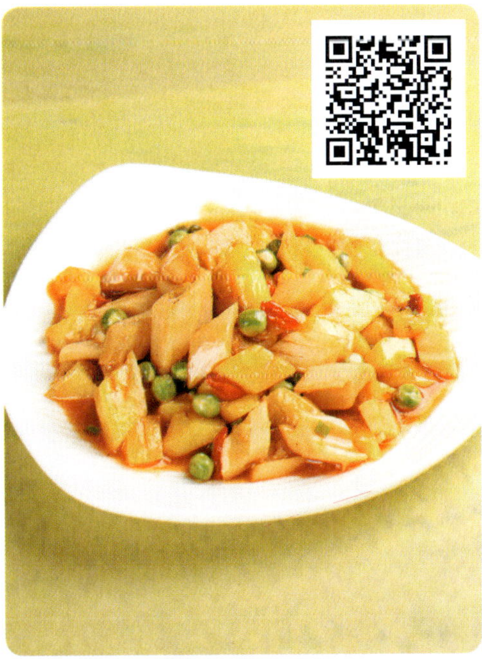

|材料| 莲藕100克，菠萝肉150克，豌豆30克，枸杞、蒜末、葱花各少许

|调料| 盐2克，白糖6克，番茄酱25克，食用油适量

|做法|

①菠萝肉、莲藕切丁。

②锅中注入清水烧开，加入食用油、藕丁、盐，汆煮半分钟，倒入豌豆、菠萝丁，煮至断生，捞出，备用。

③用油起锅，倒入蒜末，爆香，倒入焯过水的食材、白糖、番茄酱，翻炒至食材入味，撒入枸杞、葱花，炒匀，将食材盛出即成。

保健功效 本品能滋阴养血、补五脏之虚、补血养血，适合痛风患者食用。

贫血

Pinxue

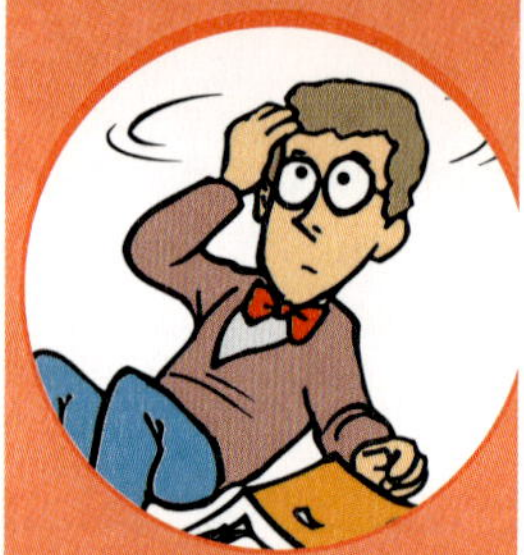

病症说明

贫血是指人体外周血红细胞容量减少，低于正常范围下限的一种常见的临床症状。主要症状为头晕、眼花、耳鸣、面部苍白、心慌、疲乏无力、月经不调等症状。

饮食建议

①宜食增高血红蛋白浓度的药食材，如当归、人参、党参、海参、香菇、芝麻、樱桃、黄豆、杏仁、木耳等。

②宜食能促进红细胞生成的药食材，如阿胶、茯苓、银耳、红枣、牛肉、鸡肉、鸡血、菠菜、猪肝等。

③宜食富含维生素C的蔬果，如茄子、西红柿、草莓、柑橘等。

饮食禁忌

①勿食生冷性凉的食物，如马蹄、海藻、草豆蔻、荷叶、薄荷、菊花、槟榔、冷饮等。

②勿食辛辣刺激性的食物，如辣椒、大蒜、胡椒、芥末等。

山药红枣猪蹄汤

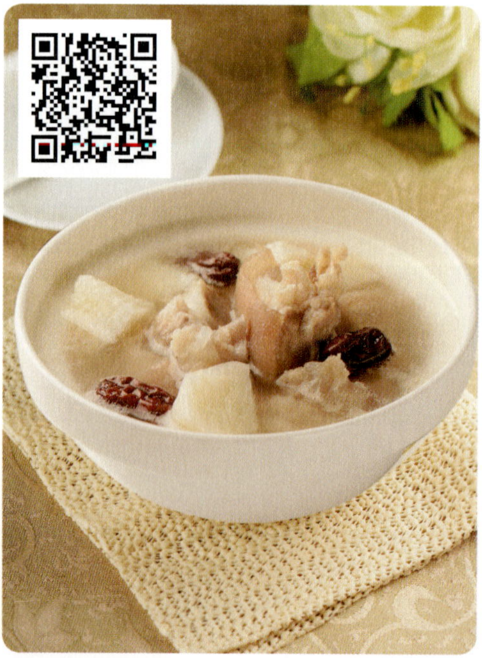

材料 猪蹄400克，山药200克，姜块20克，红枣20克

调料 白醋10毫升，料酒10毫升，盐2克，鸡粉2克

做法

①山药、猪蹄切块；锅中注清水烧开，倒入猪蹄、白醋，搅拌片刻，汆去血水，捞出浮沫，捞出食材，备用。

②锅中注入清水烧开，放红枣、猪蹄、姜块、料酒，小火炖30分钟，放山药，用小火炖20分钟，加入盐、鸡粉，拌匀。

③将食物盛出即成。

保健功效 本品可健脾和胃、补血、改善贫血患者的造血能力，尤其适合脾虚食少、贫血、便溏腹泻的人食用。

红枣枸杞米糊

|材料| 米碎50克，红枣20克，枸杞10克

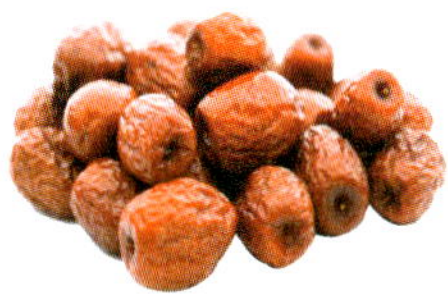

|做法|

①红枣切成丁，备用。

②取榨汁机，放入清水、枸杞、红枣丁、米碎，搅拌至食材成米浆，取出食材。

③汤锅上火烧热，倒入红枣米浆，用小火煮片刻至米浆呈糊状，盛出米糊装在碗中即成。

保健功效 本品具有补中益气、养血安神、促进骨骼强健、补铁补血等功效。适合贫血、供血不足、面色苍白的患者食用。

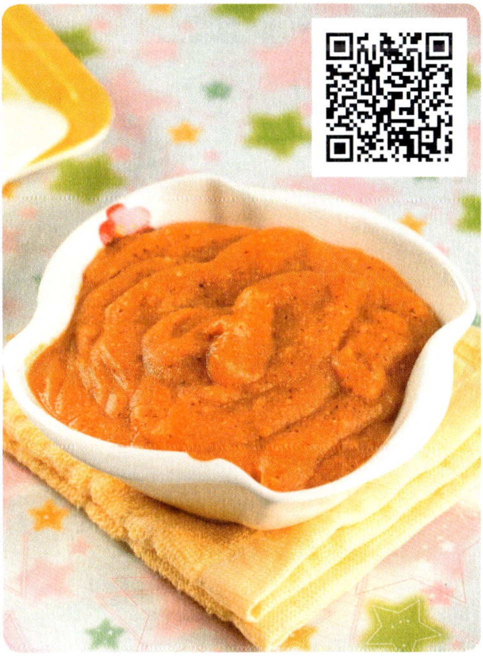

韭菜炒猪血

|材料| 韭菜150克，猪血200克，彩椒70克，姜片、蒜末各少许

|调料| 盐4克，鸡粉2克，沙茶酱15克，水淀粉8毫升，食用油适量

|做法|

①韭菜切段，彩椒切粒，猪血切块；锅中注清水烧开，放入盐、猪血块，煮至其五成熟，捞出，备用。

②用油起锅，放姜片、蒜末，爆香，放彩椒、韭菜段、沙茶酱、猪血，炒匀，放清水、盐、鸡粉、水淀粉，炒匀。

③盛出食材，装入盘中即成。

保健功效 韭菜可行气理血，猪血含铁量较高，而且以血红素铁的形式存在，容易被人体吸收，适合贫血患者食用。

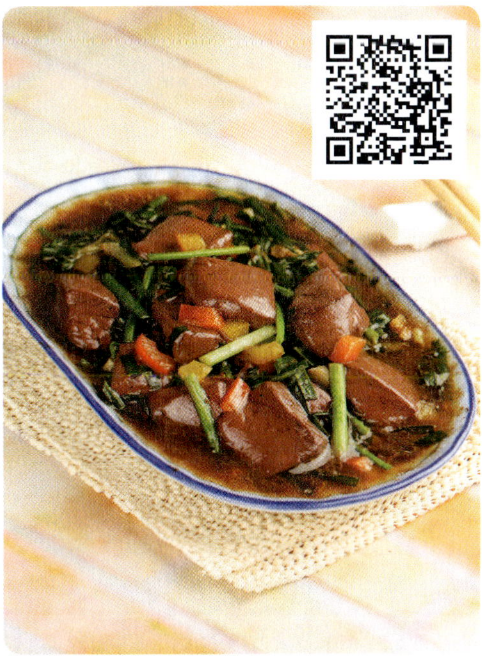

生地党参瘦肉汤

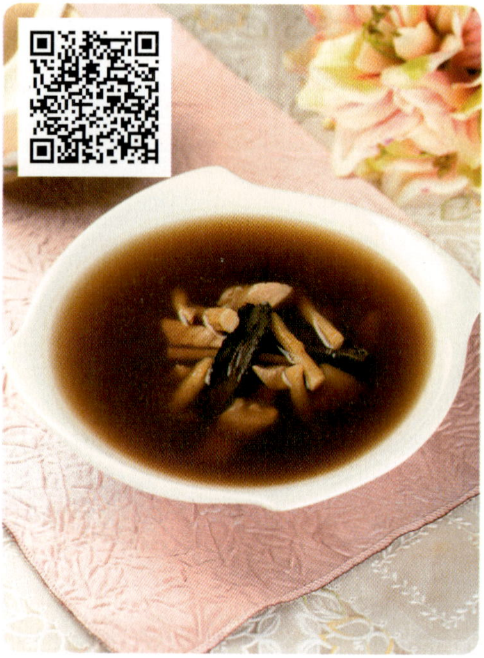

|材料| 生地10克，党参12克，猪瘦肉120克，姜片少许

|调料| 盐、鸡粉各2克

|做法|

①猪瘦肉切成丁，待用。

②砂锅中注入清水烧开，倒入瘦肉丁、生地、党参、姜片，大火烧开转小火炖煮至熟透，加入盐、鸡粉，续煮片刻至食材入味。

③盛出瘦肉汤，装入汤碗中即成。

保健功效 党参有补中益气、强壮身体的功效，生地是清热、和血的常用药材，猪瘦肉中含有丰富的铁，是人体造血的必要营养，特别适合贫血患者食用。

凤爪黄豆补血汤

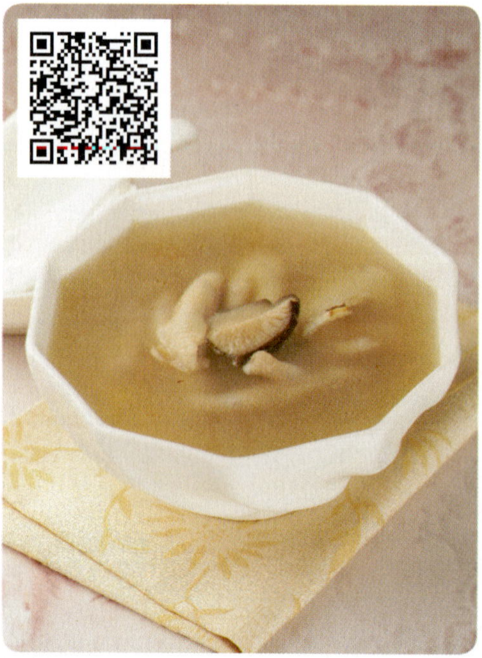

|材料| 鸡爪300克，水发黄豆100克，水发香菇40克，黄芪25克，当归15克

|调料| 盐、鸡粉各少许，料酒8毫升

|做法|

①香菇切丁，鸡爪斩小块；锅中注入清水烧开，倒入鸡爪、料酒，用中火拌匀，煮约半分钟，汆去血渍，捞出，待用。

②砂锅中注入清水烧开，放入黄芪、当归、香菇丁、黄豆、鸡爪、料酒，煮沸后用小火煲煮至全部食材熟透，加入盐、鸡粉，续煮至汤汁入味。

③盛出，装入汤碗中即成。

保健功效 本品具有补气、补血、补胶原蛋白的功效，特别适合贫血的女性患者食用。

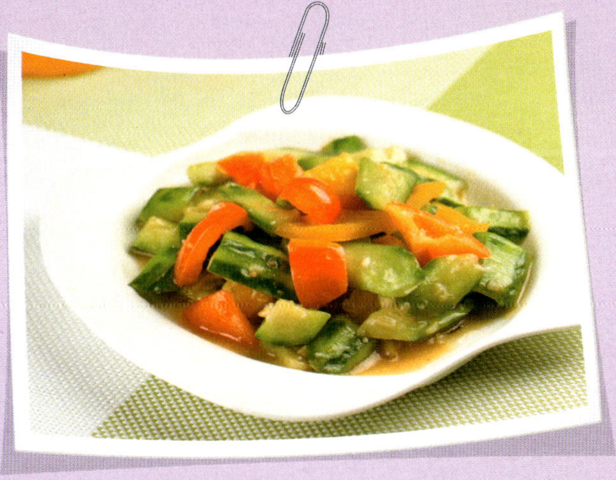

Part 4

骨科常见病食疗方案

骨科疾病包括骨、骨连接（关节、韧带、软骨等）以及骨骼肌三种器官的疾病。常见的骨科疾病有颈椎病、肩周炎、骨质增生、腰椎间盘突出、风湿性关节炎等。

常用于骨科疾病的食材有猪骨、鳝鱼、猪腰、板栗、羊肉、银鱼、虾米、薏米、黑豆、牛奶、丝瓜……常用于骨科疾病的中药材有：附子、连翘、肉桂、土茯苓、桂枝、补骨脂、骨碎补、川芎、牛膝、红花、虫草等。在平时饮食中，可利用以上的中药材做成美味有效的特效食谱，让您远离骨科疾病。

颈椎病

Jingzhuibing

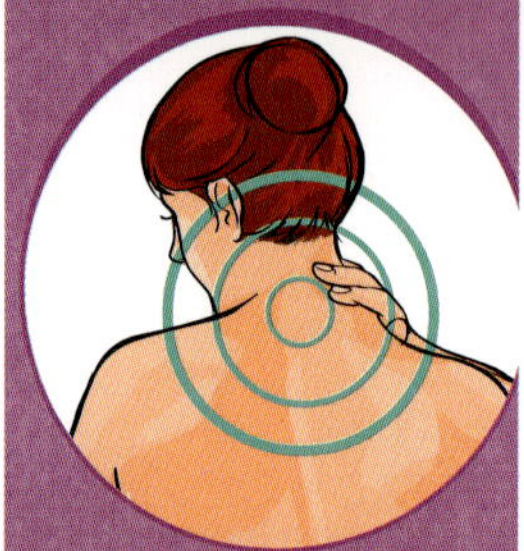

病症说明

颈椎病是指因为颈椎的退行性变引起颈椎管或椎间孔变形、狭窄，刺激、压迫颈部脊髓、神经根，并引起相应的临床症状的疾病。主要表现为颈肩部疼痛、头晕头痛、上肢麻木、肌肉萎缩、双下肢痉挛、四肢麻痹、大小便障碍、瘫痪等。

饮食建议

①宜食促进血液运行的中药材，如桂枝、丝瓜络、川芎、延胡索、钩藤、鸡血藤、苏木、田七、生地、红花等。

②宜食除湿止痛的药食材，如羌活、白芷、细辛、藁本、川芎、桂枝、荆芥、蛇肉、地龙、鳝鱼等。

③宜食补钙食物，如黑豆、板栗、排骨、菠菜、鸡爪等。

饮食禁忌

忌吃油腻厚味、过冷过热的食品，如肥肉、荔枝、茴香、花椒、白酒、啤酒、雪糕等。

海带丝拌土豆丝

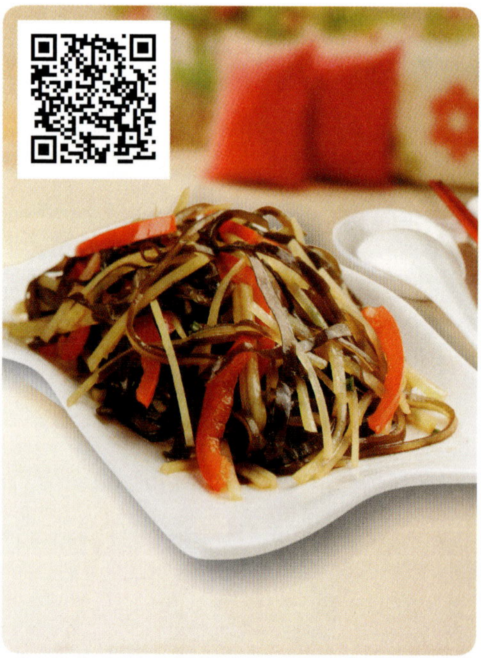

材料 海带120克，土豆90克，彩椒50克，蒜末、葱花各少许

调料 盐3克，鸡粉4克，生抽6毫升，陈醋8毫升，芝麻油2毫升

做法

①彩椒、海带、土豆切丝。

②锅中注入清水烧开，加盐、鸡粉、海带、土豆丝、彩椒，煮至断生，捞出待用。

③将焯过水的食材装入碗中，放入蒜末、葱花，加入生抽、盐、鸡粉、陈醋、芝麻油，拌匀，将食材盛出即成。

保健功效 海带、土豆与彩椒搭配，能提供多种维生素、矿物质、糖类等人体必需的营养物质，还能清热利湿、软坚散结，适于颈椎病患者常食。

生地莲子心饮

|材料| 生地5克，莲子心3克

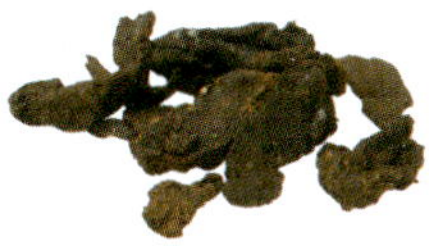

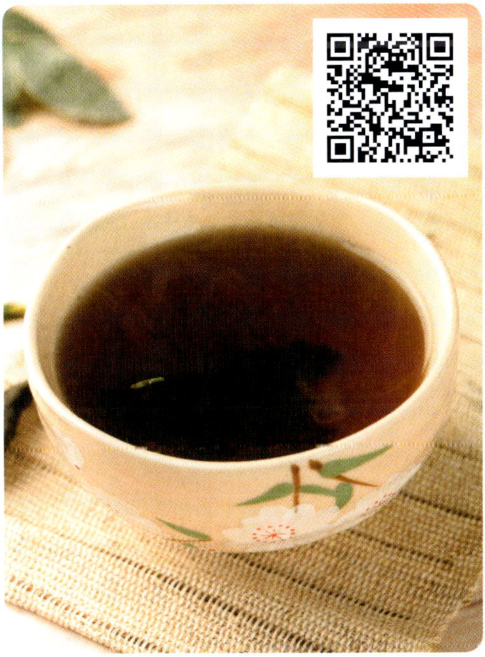

|做法|

①砂锅中注入清水烧开。

②倒入生地、莲子心，煮沸后用小火煮至其析出有效成分，用大火续煮片刻。

③盛出煮好的汤料，放入碗中即成。

保健功效 生地含有地黄素、生物碱、脂肪酸、蔗糖、棕榈酸、丁二酸等成分，有补血活血、滋阴补肾、生津止渴的功效，莲子心能清热、解毒。二者搭配可促进血液循环，改善颈部肌肉、韧带和骨骼的供血，促进颈椎病的康复。

黑豆莲藕鸡汤

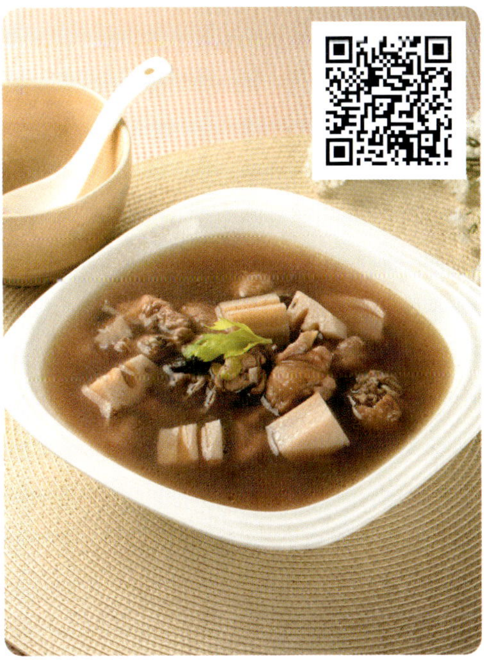

|材料| 水发黑豆100克，鸡肉300克，莲藕180克，姜片少许

|调料| 盐、鸡粉各少许，料酒5毫升

|做法|

①莲藕切丁，鸡肉斩块，锅中注清水烧开，倒入鸡块，稍煮片刻，捞出，待用。

②锅中注入清水烧开，放姜片、鸡块、黑豆、藕丁、料酒，煮沸后用小火炖煮至熟透，加盐、鸡粉，续煮至食材入味。

③盛出食材即成。

保健功效 黑豆含有蛋白质、不饱和脂肪酸、磷脂、钙、磷、铁、钾、胡萝卜素、B族维生素、胆碱、大豆黄酮、皂苷等，颈椎病患者适当吃黑豆，能补益肝肾、强筋壮骨。

肩周炎

Jianzhouyan

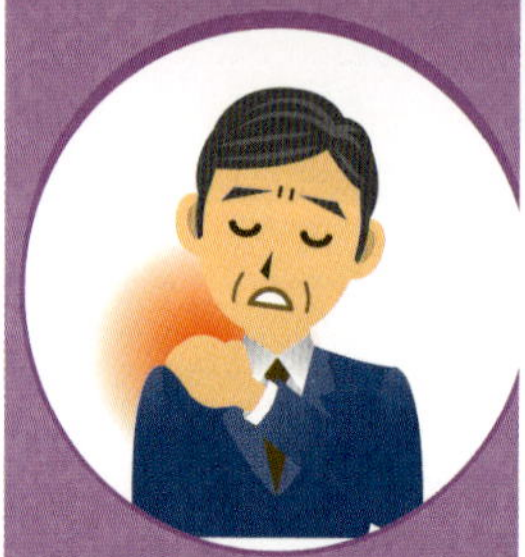

病症说明

肩周炎是肩关节周围肌肉、肌腱、滑囊和关节囊等软组织的慢性无菌性炎症。炎症导致关节内外粘连，从而影响肩关节的活动。病重时生活不能自理，日久者可见患肢肌肉萎缩，患肩比健肩略高耸、短窄，肩周有压痛点。局部肌肉粗钝变硬，肩关节活动范围明显受限，甚至不能活动。

饮食建议

①发病期间宜食温通经脉、除湿镇痛的药食物，如附子、丹参、当归、木瓜、葱、胡椒、狗肉、生姜等。

②静养期间宜食补气养血或滋养肝肾等扶正法的食物如桑葚、葡萄、板栗、黄鳝、鲤鱼、牛肝、红枣、阿胶等。

饮食禁忌

少吃生冷性凉的食物，如地瓜、豆腐、绿豆、海带、香蕉、柿子、西瓜等。

豉油蒸鲤鱼

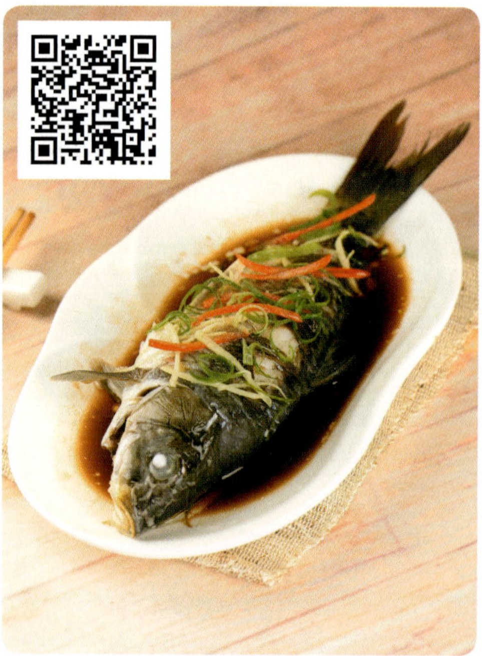

材料 净鲤鱼300克，姜片20克，葱条15克，彩椒丝、姜丝、葱丝各少许

调料 盐3克，胡椒粉2克，蒸鱼豉油15毫升，食用油少许

做法

①蒸盘上摆放入葱条、鲤鱼、姜片、盐，腌渍片刻。

②蒸锅注入清上火烧开，放入蒸盘，大火蒸至食材熟透，取出，拣出姜片、葱条，撒上姜丝、彩椒丝、葱丝、胡椒粉，浇上少许热油，淋入蒸鱼豉油即成。

保健功效 鲤鱼含有蛋白质、磷脂、烟酸、钾、钙、磷、铁、硒等营养成分，有补气、健脾、养胃、祛风等功效，常食有助于预防肩周炎。

红薯板栗排骨汤

|材料| 红薯150克，排骨段350克，板栗肉60克，姜片少许

|调料| 盐、鸡粉各2克，料酒5毫升

|做法|

①锅中注清水烧开，放入排骨段，汆煮片刻，捞出，待用。

②砂锅中注清水烧开，倒入排骨、板栗肉、姜片、料酒，煮沸后小火煮至食材熟软，倒入红薯块，小火续煮至食材熟透，加入盐、鸡粉，再煮至食材入味。

③盛出排骨汤即成。

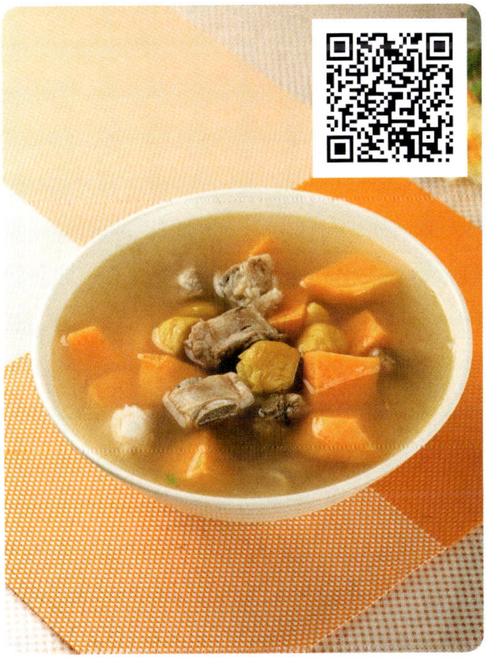

保健功效 经常适量吃些红薯、板栗能健脾和胃，促进人体对营养的吸收和运化功能，从而改善体质、改善肩颈部及全身肌肉、韧带和关节的血液循环，促进恢复。

豉汁蒸白鳝片

|材料| 白鳝鱼200克，红椒10克，豆豉12克，姜片、葱花各少许

|调料| 盐3克，鸡粉2克，白糖3克，蚝油5毫升，生粉8克，料酒4毫升，生抽5毫升，食用油适量

|做法|

①白鳝鱼切块，红椒切丁，豆豉剁末。

②把鳝鱼片装在碗中，倒入红椒丁、豆豉、姜片、生抽、料酒、蚝油、鸡粉、盐、白糖、生粉、食用油，腌渍入味。

③蒸盘中放鳝鱼片，蒸锅中注水烧开，放蒸盘，蒸至熟取出，放葱花、热油即成。

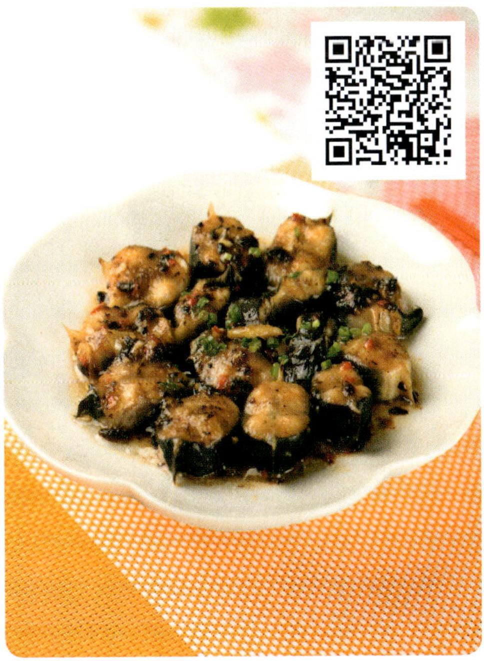

保健功效 白鳝鱼含有多种不饱和脂肪酸和卵磷脂，有补脑健身的作用，还有滋补强壮功能，适宜肩周炎患者食用。

骨质增生

Guzhizengsheng

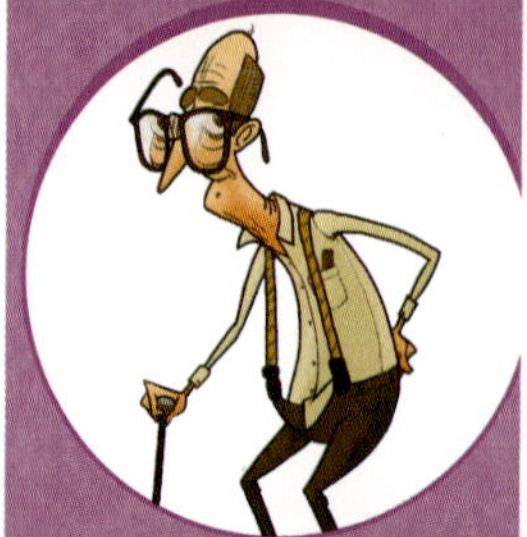

病症说明

骨质增生是骨关节退行性改变的一种表现，分为原发性和继发性两种。表现为关节边缘骨质增生、关节发僵发累感；伴有疼痛，活动后发僵现象好转，疼痛缓解，持续活动多后疼痛又加重。关节有时轻度肿大，关节边缘压痛，两膝与手指关节最为明显。

饮食建议

①宜食增强体质的药食材，如补骨脂、骨碎补、续断、桂枝、牡蛎、板栗、黑芝麻、黑豆、鳝鱼、猪腰、羊腰等。

②宜食抗衰老的药食材，如人参、冬虫夏草、田七、天麻、枸杞、山药、白术、西洋参、菠菜、洋葱等。

③宜食富含钙的食物，如排骨、脆骨、海带、虾皮等。

饮食禁忌

忌食辛辣刺激性食物如茴香、辣椒、花椒、胡椒、酒等。

虫草山药排骨汤

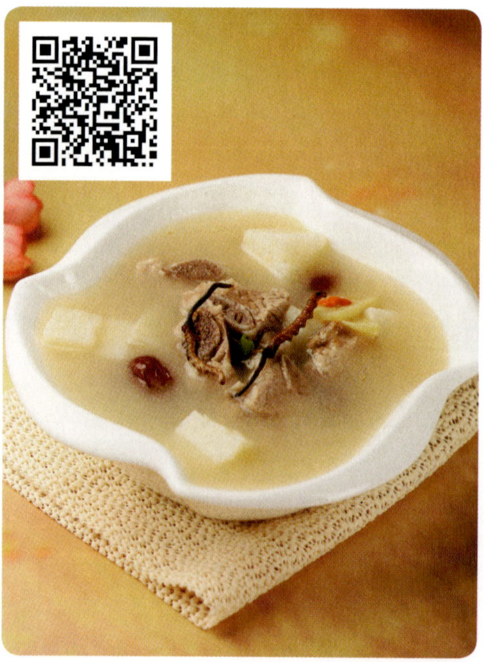

|材料| 排骨400克，虫草3根，红枣20克，枸杞8克，姜片15克，山药200克

|调料| 盐2克，鸡粉2克，料酒16毫升

|做法|

①山药切丁，排骨切段；锅中注清水烧开，倒入排骨段、料酒，煮至沸，汆去血水，捞出待用。

②锅注水烧开，放入红枣、枸杞、虫草、姜片、排骨、山药丁，煮沸，淋料酒煮至熟透，放入盐、鸡粉，拌匀。

③盛出汤料，装入汤碗中即成。

保健功效 虫草含有虫草酸、不饱和脂肪酸和多种氨基酸等营养成分，有益肝肾、填精髓、补虚损的功效，常食有助于预防骨质增生。

南瓜炒虾米

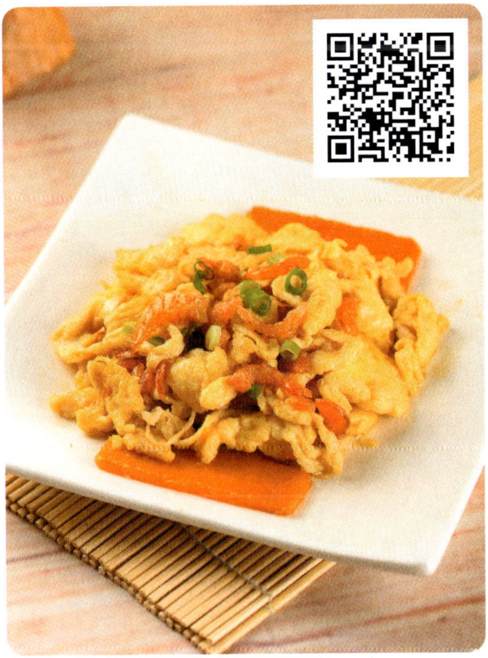

|材料| 南瓜200克，虾米20克，鸡蛋2个，姜片、葱花各少许

|调料| 盐3克，生抽2毫升，鸡粉、食用油各适量

|做法|

①南瓜切片；鸡蛋入碗，放盐，打散。

②锅中注水烧开，加盐、食用油，倒入南瓜，煮至其断生，捞出，用油起锅，倒入蛋液，翻炒至熟，盛出，待用。

③炒锅注油烧热，放入姜片、虾米、南瓜、盐、鸡粉、生抽、鸡蛋，炒匀，盛出菜肴，撒上葱花即成。

保健功效 本品能补肾壮阳、理气开胃、润肺益气、化痰、消炎止痛、降低血糖，适合骨质增生的患者食用。

菠菜拌金针菇

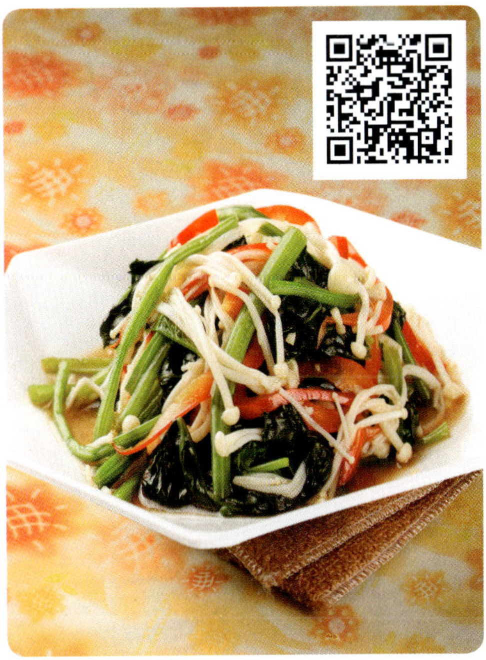

|材料| 菠菜200克，金针菇180克，彩椒50克，蒜末少许

|调料| 盐3克，鸡粉少许，陈醋8毫升，芝麻油、食用油各适量

|做法|

①金针菇去根部，菠菜切段，彩椒切丝。

②锅中注水烧开，加食用油、盐、菠菜，煮至食材熟软后捞出，倒金针菇、彩椒丝，煮至食材熟软后捞出，待用。

③碗中倒入焯煮过的菠菜、金针菇、彩椒丝、蒜末、盐、鸡粉、陈醋、芝麻油，搅拌至食材入味，盛入盘中即成。

保健功效 本品有助于维持正常骨组织结构、延缓骨质增生的发展，对于骨质增生患者有食疗作用。

腰椎间盘突出

Yaozhuijianpantuchu

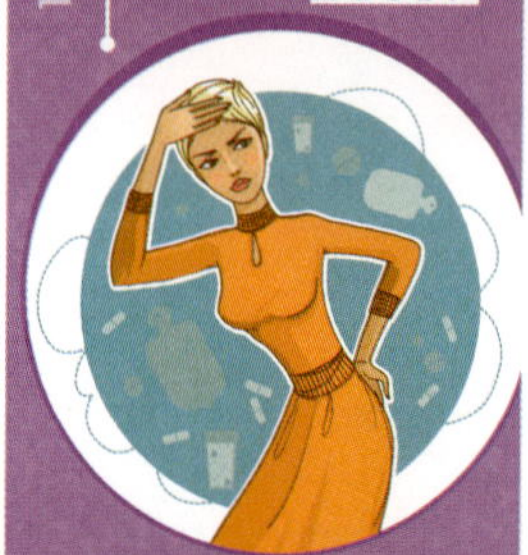

病症说明

腰椎间盘突出主要是由于腰椎间盘变性，纤维环破裂，髓核突出刺激或压迫神经根、马尾神经所表现出来的一系列临床症状和体征。患者最先可出现腰腿痛，在外伤、劳累和受寒后容易发作，每次时间2～3周，可逐渐缓解，即在出现下肢疼痛，无力后，症状可缓解。

饮食建议

①宜食增强脊椎功能的药食材，如板栗、猪骨、骨碎补、补骨脂、锁阳、续断、熟地黄、鳝鱼、猪腰、羊腰等。

②宜食有抗骨骼老化功能的药材，如黑豆、黑芝麻、莲子、核桃、党参、冬虫夏草、桂枝等。

③宜食有活血功能的药材，如党参、牛膝、杜仲、丹参等。

饮食禁忌

忌烟酒辛辣食物，如烟、酒、茶、咖啡、辣椒、辣油等。

生熟地龙骨汤

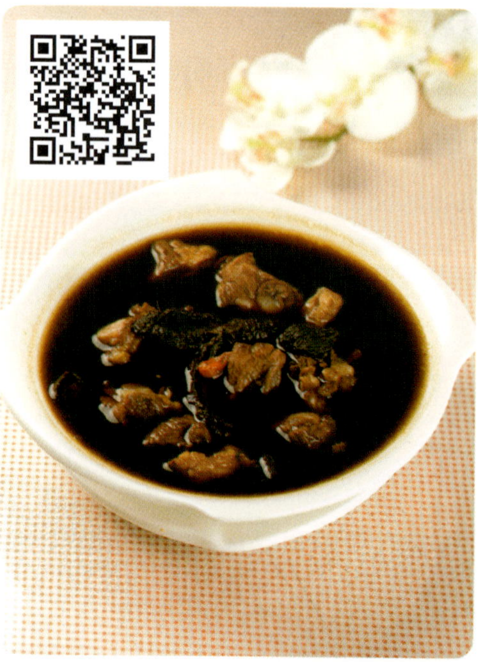

|材料| 龙骨200克，生地、熟地各10克，枸杞、姜片各少许

|调料| 鸡粉2克，盐2克

|做法|

①熟地切片，龙骨切段备用；锅中注入清水烧开，倒入龙骨，煮1分30秒，汆去血水，捞出，待用。

②锅中注入清水烧开，倒入龙骨、枸杞、姜片、生地、熟地，小火煮30分钟，放入鸡粉、盐，搅拌均匀。

③盛出煮好的汤料，装入碗中即成。

保健功效 生地、熟地有很好的补血、活血功效，搭配猪骨、枸杞，能够补益肝肾、强壮筋骨，常吃有助于减缓脊椎韧带的退行性变。

彩椒炒猪腰

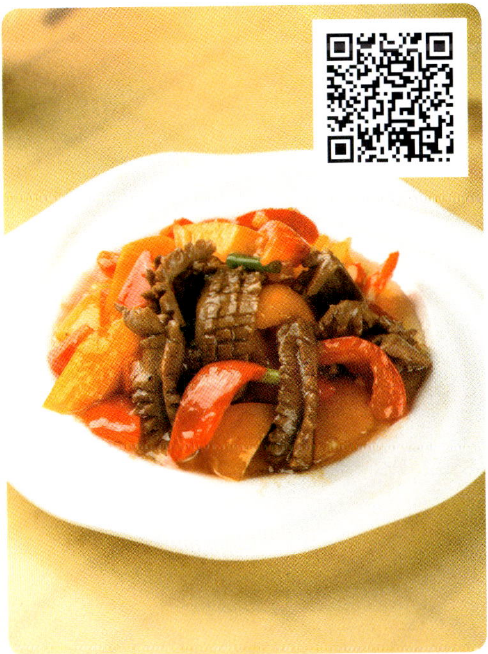

|材料| 猪腰150克，彩椒110克，姜末、蒜末、葱段各少许

|调料| 盐5克，鸡粉3克，料酒15毫升，生粉10克，水淀粉5毫升，蚝油8毫升，食用油适量

|做法|

①彩椒切块，猪腰切片；猪腰装碗中，放盐、鸡粉、料酒、生粉，腌渍入味。

②锅中注水烧开，放盐、油、彩椒，煮至断生捞出，放猪腰，汆至变色捞出备用。

③锅中注油烧热，放姜末、蒜末、葱段、猪腰、料酒、彩椒、盐、鸡粉、蚝油、水淀粉，炒匀，盛出食材即成。

保健功效 猪腰能健肾补腰、和肾理气，适合肝肾亏虚，腰背酸痛的患者食用。

莴笋烧板栗

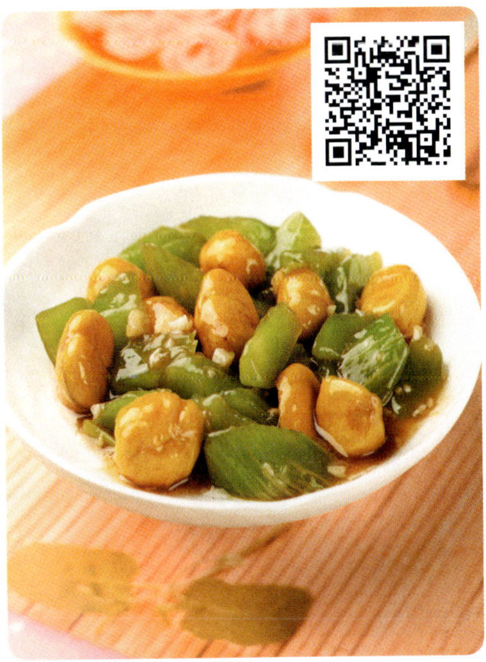

|材料| 莴笋200克，板栗肉100克，蒜末、葱段各少许

|调料| 盐3克，鸡粉2克，蚝油7毫升，水淀粉、芝麻油、食用油各适量

|做法|

①莴笋切滚刀块，备用。

②锅中注水烧开，加盐、油、板栗肉，煮片刻，放莴笋，煮至断生后捞出，待用。

③用油起锅，放蒜末、葱段、爆香，放入板栗肉、莴笋、蚝油，炒匀，放清水、盐、鸡粉，小火焖煮至熟透，大火收汁，倒入水淀粉勾芡、淋入芝麻油，炒匀即成。

保健功效 本品富含不饱和脂肪酸、维生素，对腰椎间盘突出患者有滋补强身、促进代谢、改善韧带功能的效果。

风湿性关节炎

Fengshixingguanjieyan

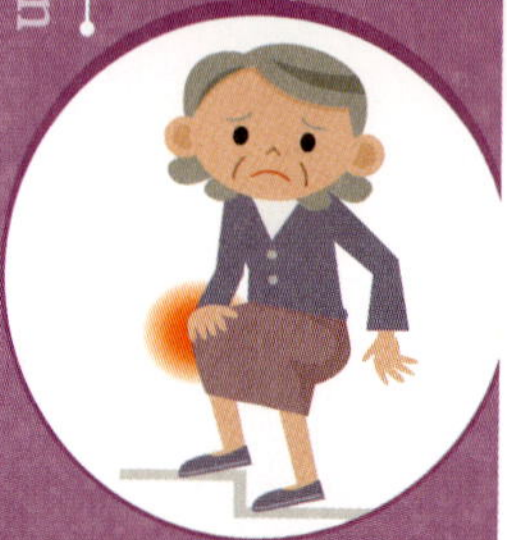

病症说明

风湿性关节炎是一种常见的急性或慢性结缔组织炎症，临床以关节和肌肉游走性酸楚、重着、疼痛为特征。常反复发作，易累及心脏，引起风湿性心脏病。

饮食建议

①宜食消除发热症状的药食材，如连翘、柴胡、薄荷、金银花、菊花、梨、西瓜、莲藕、赤小豆、丝瓜、绿豆等。

②宜食促进皮质激素分泌功能的药食材，如肉桂、附子、干姜、巴戟天、党参、花椒、茶叶、薏米等。

③宜吃富含维生素和钾盐的果蔬及碱性食物，如西红柿、土豆、红薯、白菜、苹果、牛奶、玉米、花菜等。

饮食禁忌

①慎食高热量和高脂肪的食物，如狗肉、螃蟹、咖啡等。

②慎食含嘌呤多的食物，如牛肉、动物内脏、鹅肉等。

③慎食辛辣温补性食物，如荔枝、桂皮、花椒、人参等。

土茯苓核桃瘦肉汤

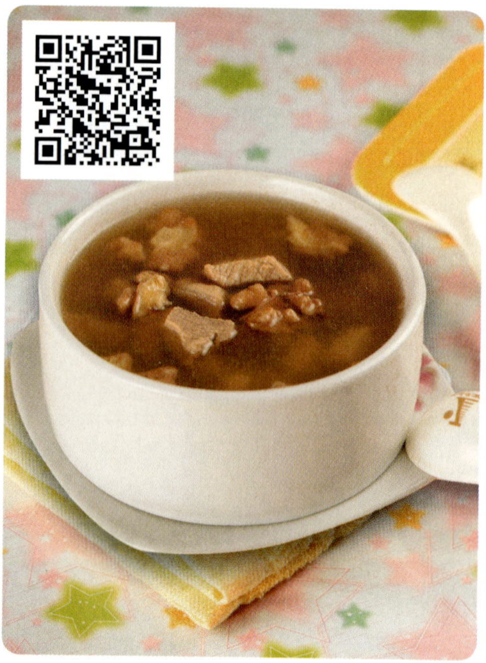

材料 土茯苓25克，核桃仁20克，猪瘦肉100克，姜片少许

调料 盐、鸡粉各2克，料酒4毫升

做法

①猪瘦肉切丁，待用。

②砂锅中注清水烧开，放入土茯苓、核桃仁、瘦肉丁、姜片、料酒，烧开后小火炖至食材熟透，加入鸡粉、盐，续煮至食材入味。

③盛出瘦肉汤，装入碗中即成。

保健功效 核桃仁含有蛋白质、不饱和脂肪酸，是脑细胞代谢的重要物质，能滋养脑细胞，增强脑功能，土茯苓可去湿利水，多用于治疗湿热疮毒，本品对于风湿性关节炎患者也有一定的食疗作用。

蚝油丝瓜

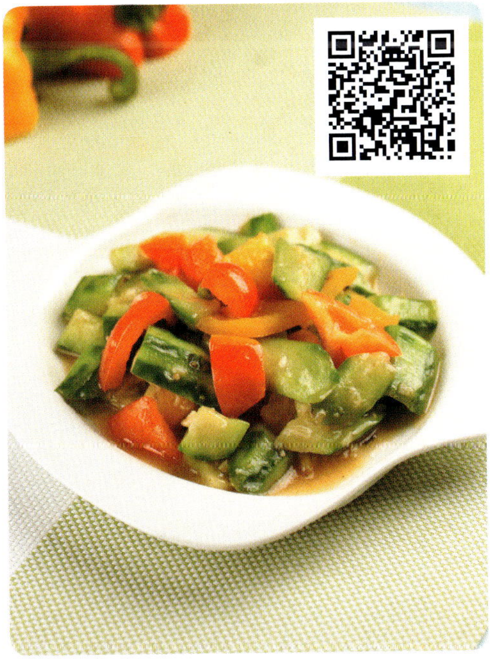

|材料| 丝瓜200克，彩椒50克，姜片、蒜末、葱段各少许

|调料| 盐2克，鸡粉2克，蚝油6毫升，水淀粉、食用油各适量

|做法|

①丝瓜切小块，彩椒切小块，备用。

②热锅注油，放姜片、蒜末、葱段、彩椒、丝瓜、清水，翻炒至熟软，加盐、鸡粉、蚝油，大火收汁，倒入水淀粉，炒匀。

③将菜盛出装入盘中即成。

保健功效 丝瓜含有皂苷类物质、丝瓜苦味质、黏液质、木胶、瓜氨酸、木聚糖等多种活性物质和维生素，具有清热、利尿、活血、通络的功效，常食丝瓜，可辅助调理风湿性关节炎。

莲藕海带烧肉

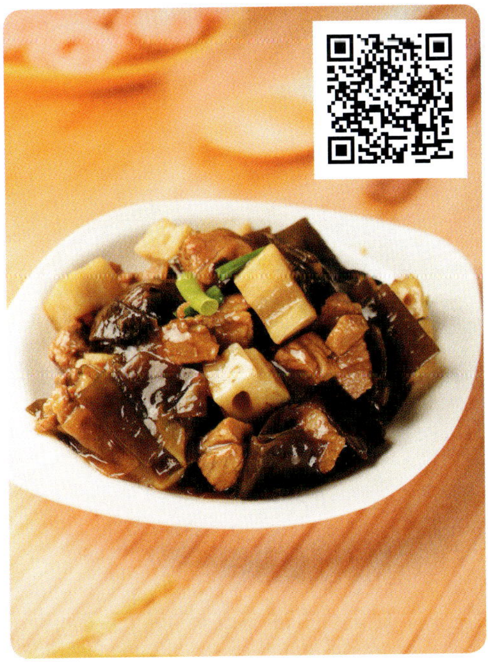

|材料| 莲藕200克，海带100克，猪腱肉200克，八角6克，姜片、葱段各少许

|调料| 白糖4克，水淀粉6毫升，生抽5毫升，老抽2毫升，料酒8毫升，食用油适量

|做法|

①莲藕切丁，海带切段，猪腱肉切丁。

②锅中注水烧开，放海带，煮半分钟，加藕丁、白醋，煮半分钟，捞出备用。

③用油起锅，放姜片、葱段、八角、肉丁、料酒、生抽、老抽、白糖、清水、其他食材，小火焖至熟透，大火收汁，倒入水淀粉勾芡，炒匀盛出，放上葱段即可。

保健功效 本品能消痰软坚、泄热利水、除湿消炎，适宜风湿性关节炎患者食用。

薏米红薯粥

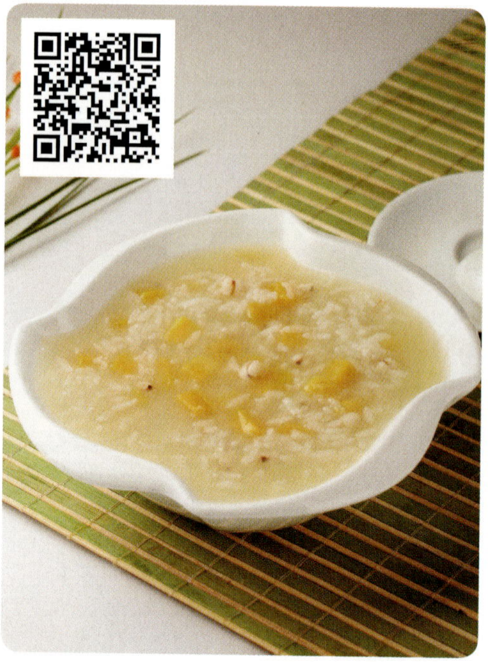

|材料| 水发薏米100克，红薯150克，水发大米180克

|调料| 冰糖25克

|做法|

①红薯切丁，备用。

②砂锅中注入清水烧开，倒入大米、红薯丁、薏米，烧开后用小火煮至粥浓稠，放入冰糖，续煮至冰糖溶化。

③关火后盛出薏米红薯粥即成。

保健功效 薏米具有利水渗湿、抗癌、解热、镇静、镇痛、抑制骨骼肌收缩、健脾止泻等功效，红薯具有补虚乏、益气力、健脾胃、强肾阴以及和胃、暖胃、益肺等功效，故本品对于风湿性关节炎患者有一定的食用疗效。

茯苓枸杞山药粥

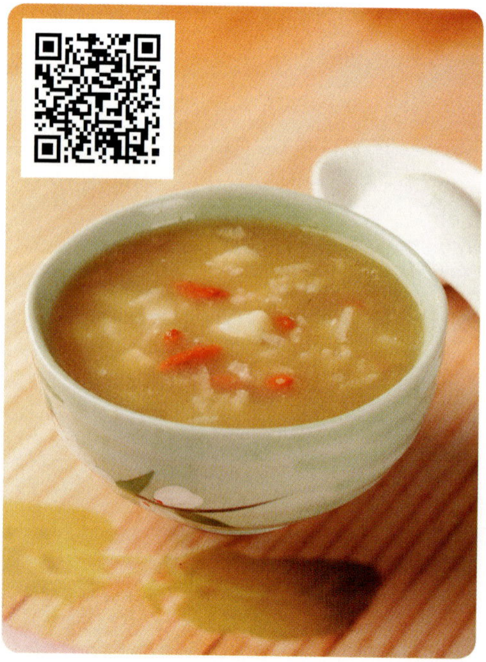

|材料| 山药150克，水发大米150克，茯苓8克，枸杞5克

|调料| 红糖25克

|做法|

①山药切丁，备用。

②锅中注清水烧开，倒入大米、茯苓，用小火煮30分钟至熟软,放枸杞、山药，用小火续煮10分钟至粥浓稠，撇去浮沫。加红糖，拌匀。

③关火后盛出煮好的茯苓枸杞山药粥，装入碗中即成。

保健功效 本品具有健脾补肺、滋肾益精、益胃补肾、利水渗湿等功效，尤其适合风湿性关节炎患者食用。

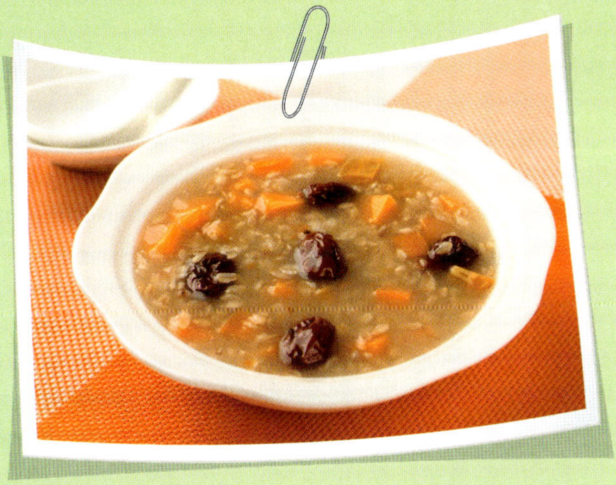

Part 5

泌尿内科常见病食疗方案

泌尿系统包括肾脏、输尿管、膀胱和尿道等器官，其主要功能是将人体在代谢过程中产生的废物和毒素通过尿液排出体外，保持机体内环境的相对稳定，使新陈代谢正常地进行。常见的泌尿系统疾病有尿道炎、膀胱炎、尿失禁、慢性肾小球肾炎、尿路结石等。常用于泌尿系统疾病的食物：鲫鱼、竹笋、马蹄、海带、冬瓜、猪腰、蛙肉、薏米、香菇、西瓜、赤小豆、羊肉、牛鞭、乳鸽等。常用于泌尿系统疾病的中药材：白茅根、玉米须、茯苓、金钱草、车前子、海马、巴戟天、淫羊藿、鹿茸等。

尿道炎

Niaodaoyan

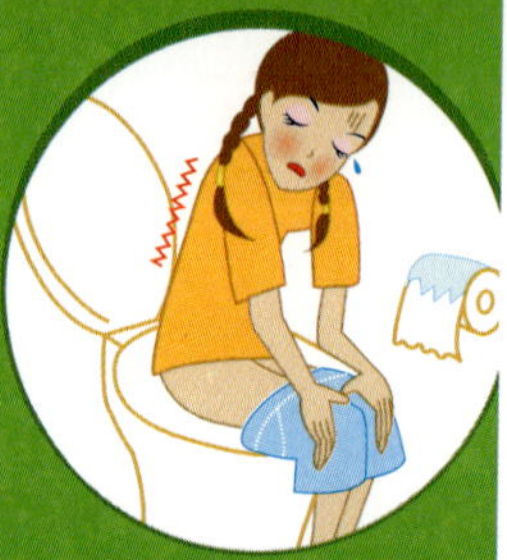

病症说明

尿道炎是指尿道黏膜的炎症，多见于女性，临床上分为急性和慢性、非特异和淋菌性尿道炎，后两种临床表现类似，必须根据病史和细菌学检查加以鉴别。多为致病菌逆行侵入尿道引起。主要症状为尿频、排尿灼痛和血尿，急性期男性有较多分泌物，女性有较少分泌物。

饮食建议

①宜多食富含B族维生素的食物，如小麦、高粱、芡实、蜂蜜、豆腐、鸡肉、韭菜、牛奶等。

②宜多食新鲜水果和蔬菜，保持大便通畅；宜多饮水。

饮食禁忌

①忌食辛辣食品，如辣椒、姜、葱、蒜等。

②忌食发物，如桂鱼、黄鱼、带鱼、黑鱼、虾、蟹等。

③忌甜腻高糖食物，如猪油、肥猪肉、奶油、牛油、羊油、巧克力、糖果、蛋糕等。

薏米绿豆汤

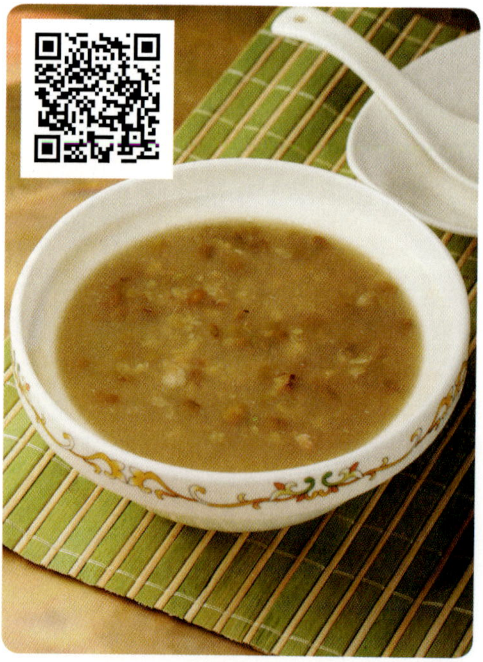

|材料| 水发薏米90克，水发绿豆150克

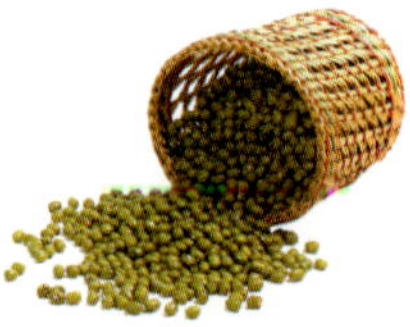

|调料| 冰糖30克

|做法|

①砂锅中注清水烧开，倒入洗净的绿豆和薏米，烧开后用小火煮至食材熟透，加入冰糖，煮至冰糖溶化，继续搅拌使汤味道更均匀。

②关火后盛出甜汤，装入汤碗中即成。

保健功效 本品具有清热解毒、利尿渗湿、消肿、滋补强壮的功效，对于预防尿道炎有一定的作用。

薄荷黄瓜雪梨汁

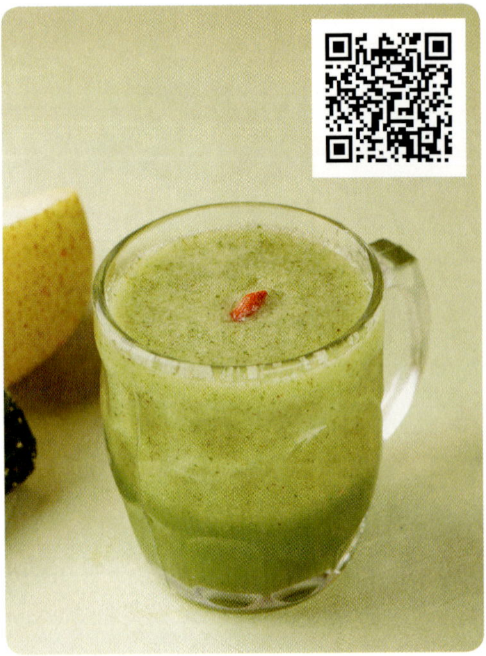

|材料| 薄荷10克，黄瓜180克，雪梨200克，矿泉水适量

|调料| 蜂蜜15毫升

|做法|

①黄瓜切丁，雪梨切成小块，备用。

②取榨汁机，倒入黄瓜丁、雪梨块、薄荷、矿泉水，选择“榨汁”功能，榨取蔬果汁，加蜂蜜，拌匀。

③断电后倒出榨好的蔬果汁，装入杯中即成。

保健功效 本品有疏风散热、清肺热、清头目、利咽喉、消炎、解郁等功效，对头痛目赤、咽喉肿痛、尿道炎等症的患者有食疗作用。

海藻鲜虾鸡蛋汤

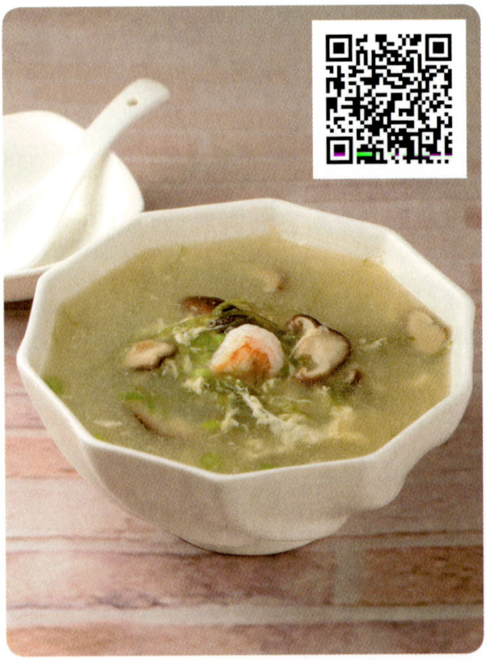

|材料| 虾仁90克，海藻80克，鲜香菇70克，鸡蛋1个，姜片、葱花各少许

|调料| 水淀粉4毫升，盐3克，鸡粉2克，胡椒粉、食用油各适量

|做法|

①虾仁去除虾线，香菇切片，鸡蛋打成蛋液入碗中，调匀，备用；将虾仁装入碗中，放入盐、鸡粉、水淀粉，腌渍至其入味。

②锅中注水烧开，放盐、鸡粉、食用油、姜片、香菇、虾仁，煮至沸，加入胡椒粉、海藻，煮1分钟，倒鸡蛋液，搅匀。

③关火后盛出汤料，撒上葱花即成。

保健功效 本品具有抗病毒、补肺止血、滋阴润燥、补脾和胃的功效，对于尿道炎患者有一定的食疗作用。

膀胱炎

Pangguangyan

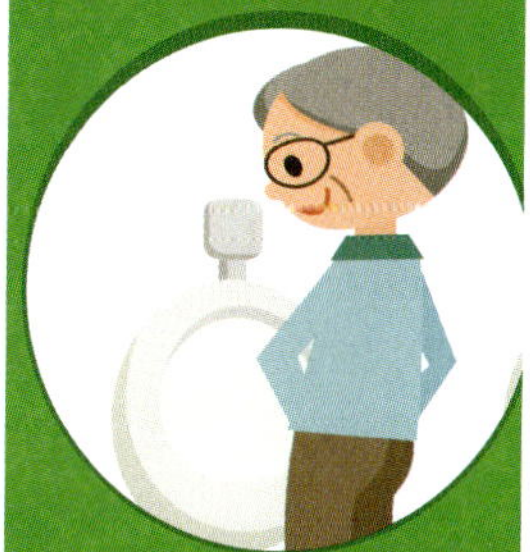

病症说明

膀胱炎主要由特异性和非特异性细菌感染引起，特异性感染指膀胱结核，非特异性膀胱炎系大肠杆菌、副大肠杆菌、变形杆菌、绿脓杆菌、粪链球菌和金黄色葡萄球菌所致。表现为无痛性的肉眼血尿，尿频、尿急、尿痛等膀胱刺激征状，排尿不畅甚至尿潴留。

饮食建议

①宜食有消炎作用的药食材，如芦笋、党参、白术、黄芪、蘑菇、包菜、大蒜等。

②宜食增强体质，促进排尿的药食材，如黄芪、茵陈、生地、蒲公英、白茅根、白及、西瓜、马蹄、荠菜等。

③宜食抗膀胱炎的食物，如薏米、蟾蜍、蛞蝓、田螺、甲鱼、乌龟、海蜇、菱、核桃、羊肾、猪腰等。

饮食禁忌

忌辛辣燥热、油煎肥腻的食物，如饮酒、咖啡、可可等。

西瓜西红柿汁

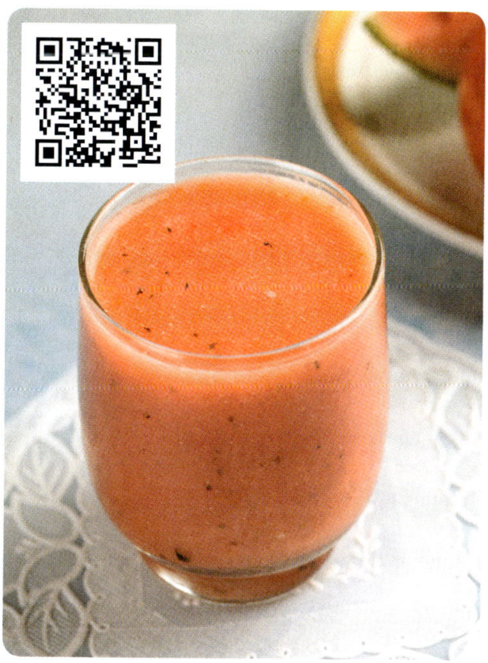

|材料| 西红柿120克，西瓜300克，矿泉水适量

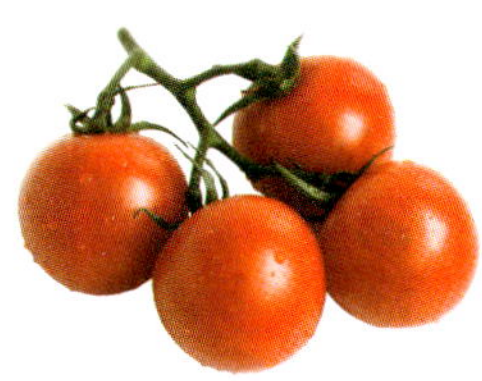

|做法|

①西红柿切小块，备用。

②取榨汁机，倒入西红柿、西瓜、矿泉水，榨取蔬果汁。

③把西瓜番茄汁倒入杯中即成。

保健功效 本品有利水消肿、消炎止血、清热消暑、降压的功效，对于膀胱炎患者有一定的食疗作用。

蒜蓉葫芦瓜

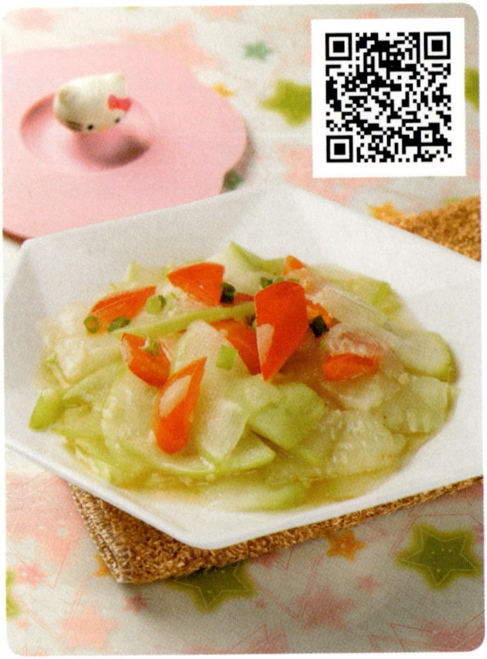

|材料| 葫芦瓜400克，彩椒50克，蒜末、葱花各少许

|调料| 盐3克，鸡粉2克，水淀粉4毫升，食用油适量

|做法|

①葫芦瓜切片，彩椒切小块，备用。

②锅中注入清水烧开，加入盐、食用油、葫芦瓜、彩椒，煮半分钟，捞出，沥干水分，待用。

③用油起锅，放入蒜末、葫芦瓜、彩椒、盐、鸡粉、水淀粉，炒匀，将食材盛出，撒上葱花即成。

保健功效 本品具有消炎止血、清热解毒、利尿渗湿的功效，对于膀胱炎患者有一定的食疗作用。

石斛冬瓜老鸭汤

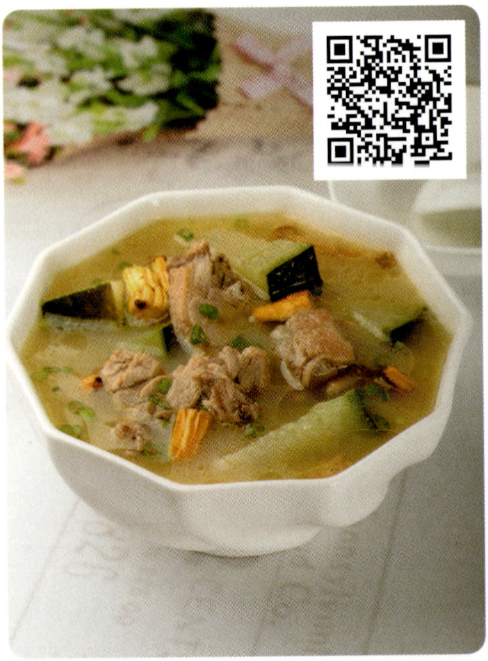

|材料| 鸭肉块500克，冬瓜240克，石斛10克，姜片、葱花各少许

|调料| 料酒16毫升，盐2克，鸡粉2克

|做法|

①冬瓜切块，备用；锅中注入清水烧开，倒入鸭肉块、料酒，煮至沸，汆去血水，捞出，沥干水分，待用。

②砂锅中注入清水烧开，放入石斛、姜片、鸭肉块、料酒，烧开后小火炖至食材熟软，放入冬瓜，小火续炖至食材熟透，放入盐、鸡粉，拌匀。

③盛出汤料，撒入葱花即成。

保健功效 本品具有清热解毒、利水消肿、养胃滋阴、减肥美容的功效，对于预防膀胱炎具有一定的作用。

慢性肾小球肾炎

Manxingshenxiaoqiushenyan

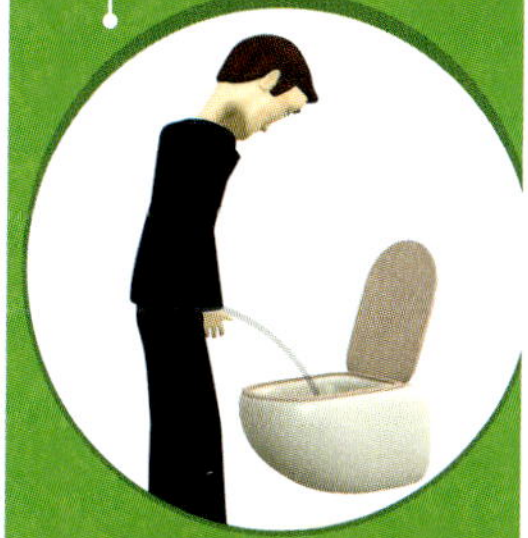

病症说明

慢性肾小球肾炎系指蛋白尿、血尿、高血压、水肿为基本临床表现，病情迁延，病变缓慢进展，最终将发展为慢性肾衰竭的一种肾小球病。

饮食建议

①宜食消除肾炎水肿的药食材，如赤小豆、茯苓、泽泻、黄花菜、冬瓜皮、玉米须、薏米、紫菜、海带、海藻等。

②宜食增强排钠能力的药食材，如茯苓、冬菇、蘑菇等。

③宜食低蛋白、补充热能的食物，如鱼汤、米饭、鱼等。

饮食禁忌

①慎食钠钾含量高的食物，如盐、皮蛋、香蕉、百合、榨菜、玉米、红薯、糙米等。

②慎食辛辣油腻、难消化的食物，如内脏、肥肉、酒、咖啡、辣椒、芥末、浓茶、咖喱等。

③慎食含挥发油多的蔬菜如韭菜、茴香、芹菜等。

香蕉猕猴桃汁

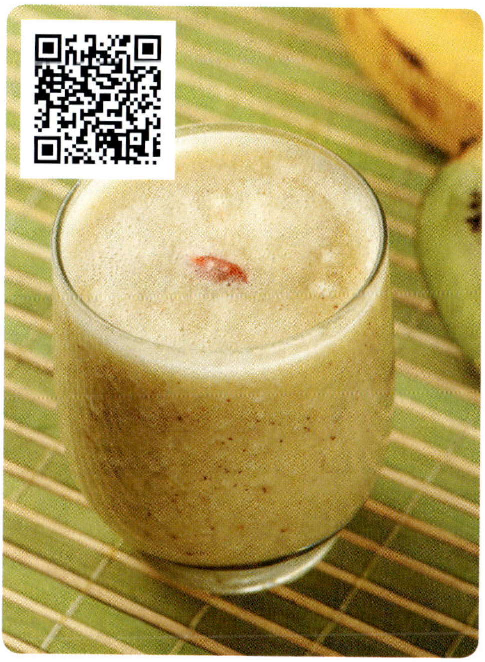

|材料| 香蕉120克，猕猴桃90克，柠檬30克，纯净水适量

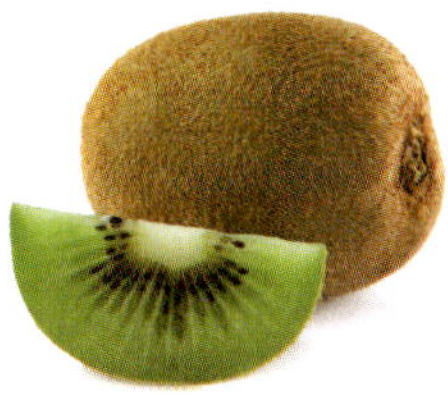

|做法|

①香蕉、柠檬、猕猴桃切成块，备用。

②取榨汁机，倒入水果、纯净水，选择“榨汁”功能，榨取果汁。

③将榨好的果汁倒入杯中即成。

保健功效 本品具有生津解热、调中下气、止渴利尿、滋补强身之功效，对于预防慢性肾小球肾炎患者有食疗作用。

红枣南瓜麦片粥

|材料| 红枣20克，南瓜200克，燕麦片60克，冰糖25克

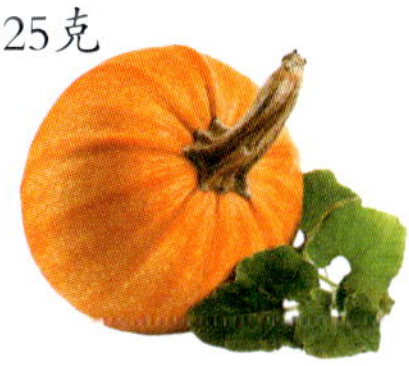

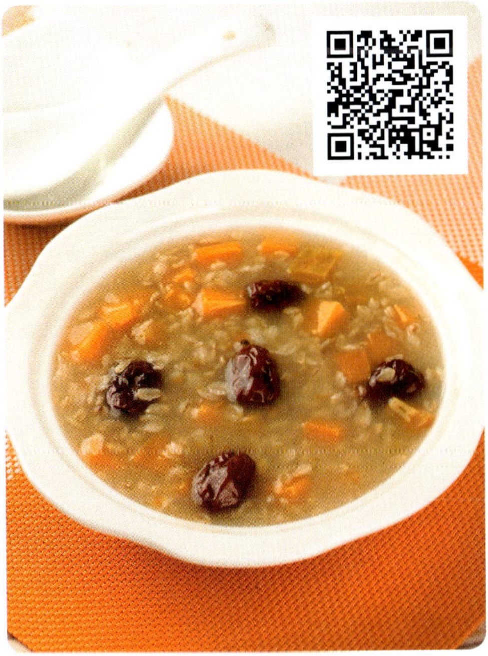

|做法|

①南瓜切丁，备用。

②砂锅中注入清水烧开，放入红枣、燕麦片，用小火煮25分钟，倒入南瓜，用小火煮至全部食材熟透，搅拌片刻。

③加冰糖煮至溶化，盛出装入汤碗中即成。

保健功效 本品具有润肺益气、化痰、消炎止痛、降低血糖、补虚、止汗的功效，对于预防慢性肾小球肾炎患者有一定的食疗功效。

虾米白菜豆腐汤

|材料| 虾米20克，豆腐90克，白菜200克，枸杞15克，葱花少许

|调料| 盐2克，鸡粉2克，料酒10毫升，食用油适量

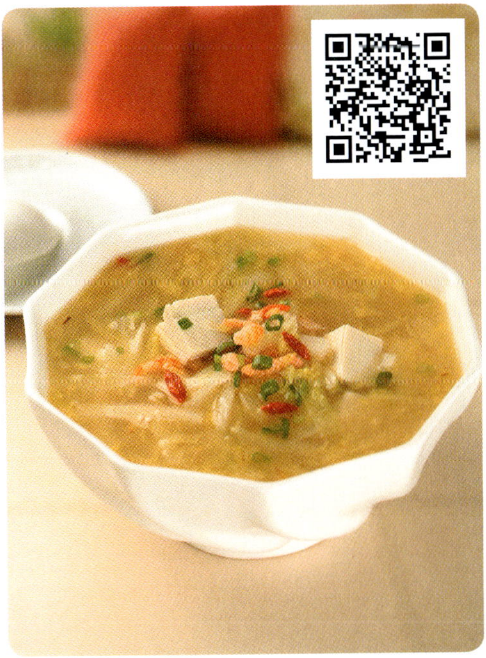

|做法|

①豆腐切小方块，白菜切丝，备用。

②用油起锅，倒入虾米、白菜，炒匀，加料酒、清水、枸杞，煮至沸腾，放入豆腐块、盐、鸡粉，拌匀使食材入味。

③关火后盛出汤料，撒上葱花即可。

保健功效 本品具有补肾、壮阳、通乳、清热解毒、止咳化痰、利尿养胃的功效，适合慢性肾小球肾炎的患者食用。

尿路结石

Niaolujieshi

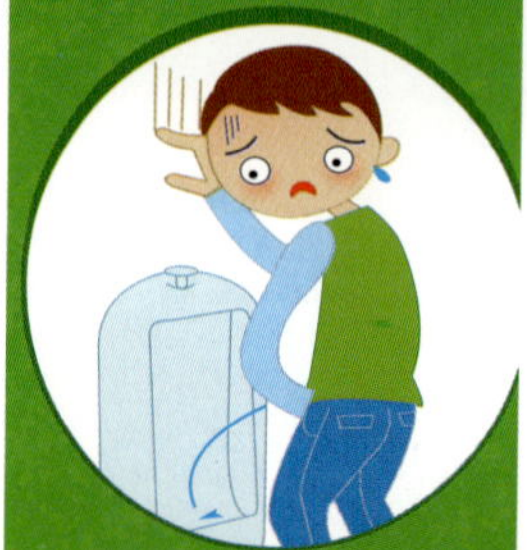

病症说明

尿路结石是泌尿系统各部位结石病的总称，是泌尿系统的常见病。根据结石所在部位的不同，分为肾结石、输尿管结石、膀胱结石、尿道结石。表现可见腰腹绞痛、血尿，伴有尿频、尿急、尿痛等泌尿系统梗阻和感染的症状。

饮食建议

①宜吃富含维生素A的食物，如胡萝卜、牛肝、洋香瓜等。

②摄取大量液体，一天最好能排出约1.4升的尿液。

③服用镁及维生素B_6，可减少90%的复发率。

饮食禁忌

①勿吃过多富含草酸盐的食物，包括豆类、甜菜、芹菜、巧克力、葡萄、青椒、香菜、菠菜、草莓及茶。

②减少蛋白质的摄取量，包括肉类、干酪、鱼和鸡。

③减少盐分的摄取，少吃各种高盐分的食物。

玉米须生蚝汤

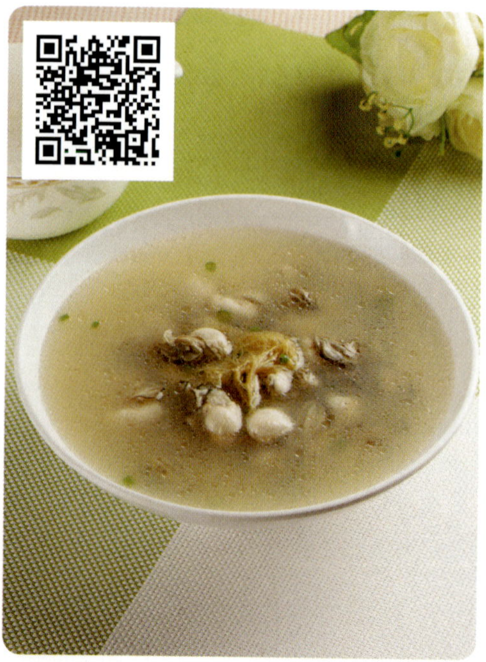

材料 生蚝肉200克，玉米须20克，姜片、葱花各少许

调料 盐、鸡粉各2克，胡椒粉、食用油各适量

做法

①锅中注清水烧开，放入姜片、食用油、盐、鸡粉、玉米须、生蚝肉，烧开后转中火煮至食材熟透，撒上胡椒粉，续煮至汤汁入味。

②关火后盛出汤料，撒上葱花即可。

保健功效 本品具有利尿消肿、平肝利胆、收敛固涩的功效，对于尿路结石有一定的预防功效。

丝瓜绿豆粥

|材料| 丝瓜150克，水发绿豆90克，水发大米150克

|调料| 盐3克，鸡粉2克，芝麻油3毫升，食用油适量

|做法|

①洗净的丝瓜切成丁备用。

②锅中注入适量清水烧开，倒入洗净的绿豆、大米拌匀，用小火煮约30分钟至食材熟透。

③倒入丝瓜丁搅拌匀，用小火续煮约10分钟至丝瓜熟软。盛出煮好的粥，装入碗中即成。

保健功效 本品可清暑凉血、通利肠胃、利水利排尿、通经络、行血脉，对于尿路结石患者有一定的食疗作用。

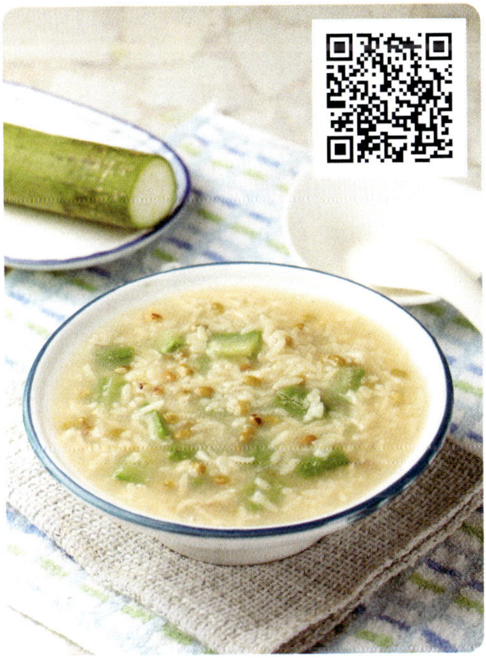

紫菜凉拌白菜心

|材料| 大白菜200克，水发紫菜70克，熟芝麻10克，蒜末、姜末、葱花各少许

|调料| 盐3克，白糖3克，陈醋5毫升，芝麻油2毫升，鸡粉、食用油各适量

|做法|

①大白菜切丝；用油起锅，倒蒜末、姜末，爆香盛出，锅中注水烧开，放盐、大白菜，略煮，倒紫菜煮沸捞出。

②把焯好的食材装碗中，放蒜末、姜末、盐、鸡粉、陈醋、白糖、芝麻油、葱花，拌匀，使食材入味。

③盛出食材，撒上熟芝麻即成。

保健功效 本品具有通利肠胃、清热解毒、止咳化痰、利尿养胃的功效，适合尿路结石的患者经常食用。

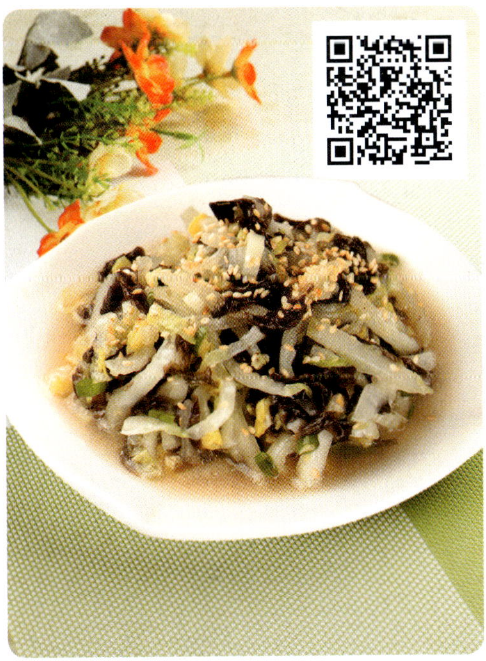

冬瓜薏米车前汤

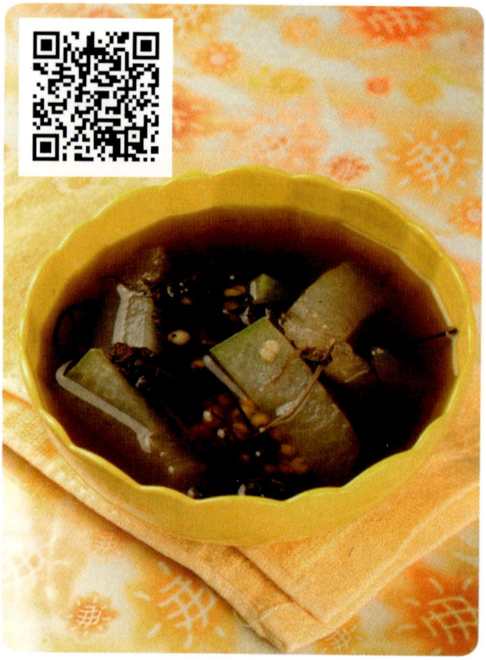

|材料| 冬瓜90克，水发薏米55克，车前草7克

|调料| 盐2克

|做法|

①冬瓜切小块，待用。

②砂锅中注入清水，放入薏米、车前草，烧开后用小火煮至薏米熟软，放入冬瓜，小火煮至食材熟透，放入盐，搅匀煮至汤汁沸腾。

③把汤料盛出，装入碗中即成。

保健功效 本品具有利尿消肿、利水渗湿、清热解毒的功效，对于预防尿路结石有很好的疗效，可经常食用。

猴头菇冬瓜汤

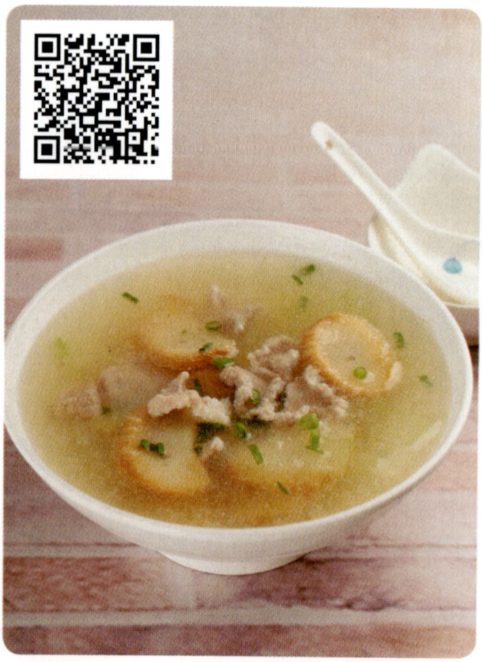

|材料| 水发猴头菇70克，冬瓜200克，猪瘦肉170克，姜片、葱花各少许

|调料| 盐3克，鸡粉3克，水淀粉4毫升，食用油适量

|做法|

①猪瘦肉切片，冬瓜切片，猴头菇切片；将肉片放入碗中，放入盐、鸡粉、水淀粉、食用油，腌渍10分钟。

②锅中注水烧开，加盐、鸡粉、食用油、姜片、猴头菇、冬瓜，中火煮8分钟，倒入肉片，搅匀使食材入味，撇去浮沫。

③盛出汤料，撒上葱花即成。

保健功效 本品具有利水消肿、清热解毒、利尿止血的功效，对于尿路结石患者有一定的食疗作用。

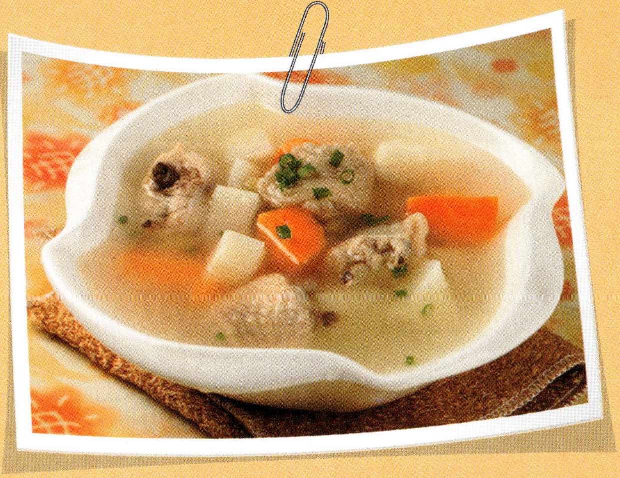

Part 6
生殖系统内科常见病食疗方案

生殖系统是生物体内的和生殖密切相关的器官成分的总称。生殖系统的功能是产生生殖细胞，繁殖新个体，分泌性激素和维持性征。生殖系统常见病有前列腺炎、阳痿、早泄、男性不育症、月经不调、痛经等疾病。

常见于生殖系统疾病的食材药材：桑葚、莲子、银耳、牛肉、羊肉、生蚝、韭菜、黑豆、核桃、牛鞭、杜仲、猪腰、当归、生姜等。患者在日常饮食中，可通过食疗来改善自身症状。

前列腺炎

Qianliexianyan

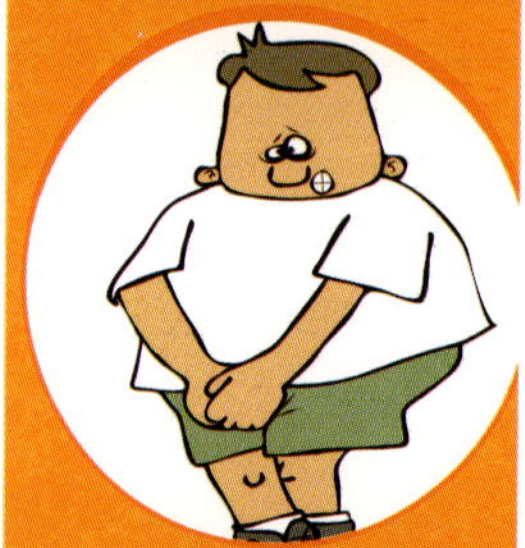

病症说明

前列腺炎是指前列腺特异性和非特异性感染所致的急慢性炎症，从而引起全身或局部的某些症状。症状为排尿不适，后尿道、会阴、肛门处坠胀不适，下腰痛，性欲减退，射精痛，射精过早，甚至可并发神经衰弱症等。

饮食建议

①宜食增加锌含量的药食材，如桑葚、枸杞、熟地黄、杜仲、人参、牡蛎、腰果、冬瓜皮、金针菇、鱼类等。

②宜食具有消炎杀菌功能的药食材，如白茅根、冬瓜皮、南瓜子、洋葱、葱、蒜、花菜等。

③宜食具有利尿通便作用的食物，如蜂蜜、绿豆等。

饮食禁忌

忌食辣椒、生姜、狗肉、羊肉、榴莲等辛辣刺激性食物及烟、酒。

桑葚莲子银耳汤

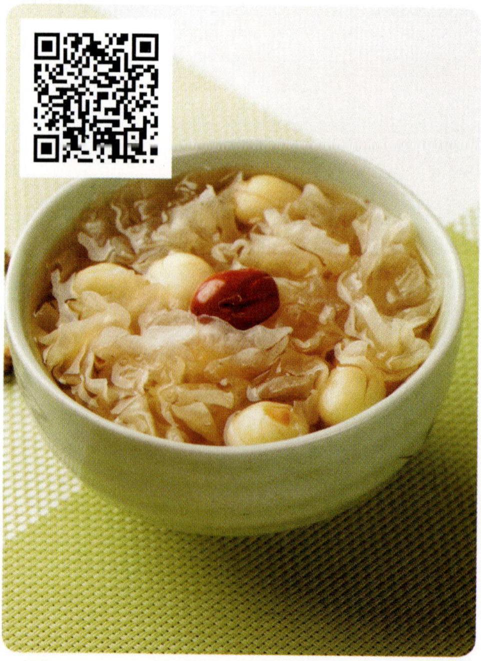

材料 桑葚干5克，水发莲子70克，水发银耳120克，冰糖30克

做法

①银耳撕小朵，砂锅中注清水烧开，倒入桑葚干，用小火煮至其析出营养物质，捞出桑葚。

②倒入莲子、银耳，用小火煮至食材熟透，倒入冰糖，用小火煮至冰糖溶化。

③关火后将汤料盛出，装入碗中即成。

保健功效 莲子、银耳、桑葚与冰糖搭配，能清热润燥，既能调理肺燥咳嗽、心烦失眠、中暑等症，也能帮助前列腺炎患者清热、解毒、消炎。

枸杞拌菠菜

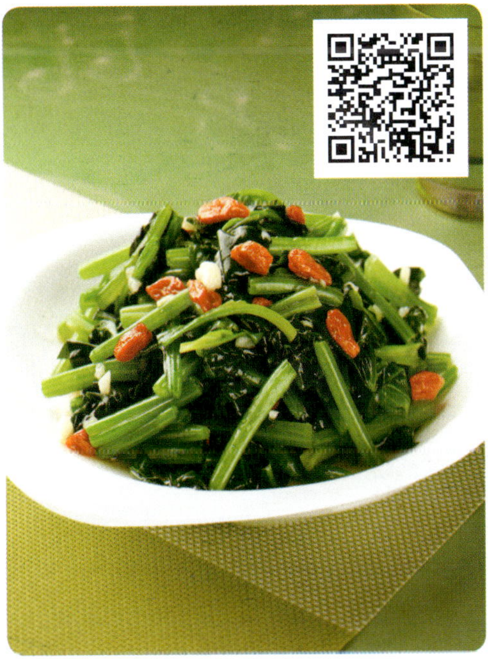

|材料| 菠菜230克，枸杞20克，蒜末少许

|调料| 盐2克，鸡粉2克，蚝油10毫升，芝麻油3毫升，食用油适量

|做法|

①菠菜切段，备用。

②锅中注清水烧开，加食用油、枸杞，焯片刻，捞出，菠菜倒入沸水锅中，拌匀，煮1分钟至食材断生，捞出，备用。

③菠菜入碗，放蒜末、枸杞、盐、鸡粉、蚝油、芝麻油，搅拌至入味，盛出即成。

保健功效 本品能提供人体所需的胡萝卜素、维生素B_1、维生素B_2、维生素C、钙、铁等营养成分，可抗疲劳、降血糖、降血压，适宜前列腺患者食用。

冬瓜薏米煲水鸭

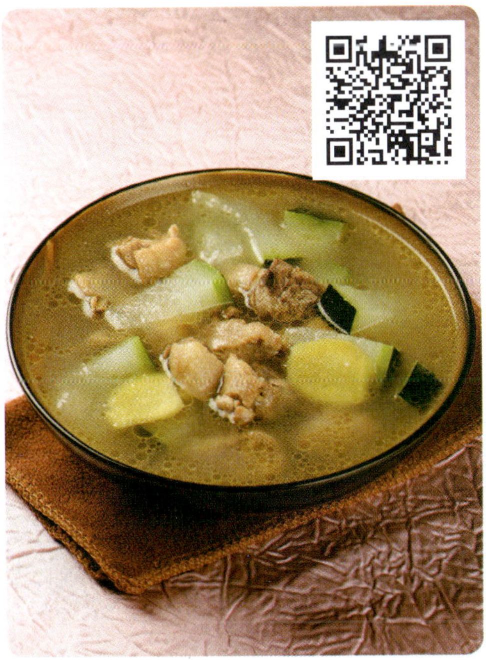

|材料| 鸭肉400克，冬瓜200克，水发薏米50克，姜片少许

|调料| 盐2克，鸡粉2克，料酒8毫升，胡椒粉少许

|做法|

①冬瓜切块，鸭肉斩块；锅中注清水烧开，加料酒、鸭块，汆去血水，捞出，待用。

②砂锅中注清水烧开，放入姜片、薏米、鸭肉、料酒，烧开后用小火炖至薏米熟软，放入冬瓜，用小火炖至食材熟烂，放入盐、鸡粉、胡椒粉，搅匀。

③盛出，装入碗中即成。

保健功效 本品具有养心润肺、补肾、清热利水、开胃消食、消水肿等功效，适宜前列腺炎患者食用。

阳痿

Yangwei

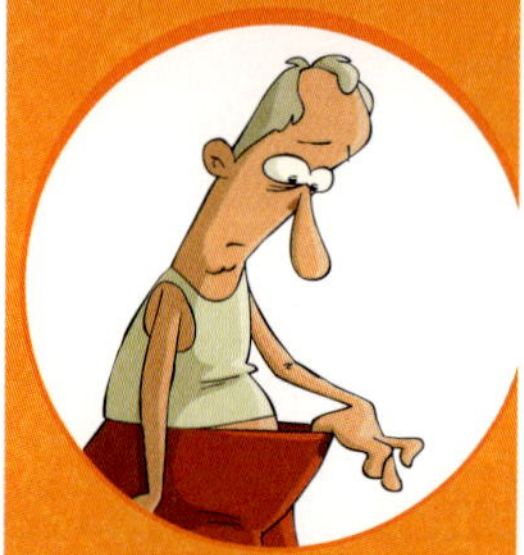

病症说明

阳痿是指男性阴茎勃起功能障碍，表现为男性在有性欲的情况下，阴茎不能勃起，或能勃起但不坚硬，不能进行性交活动。主要症状为阴茎不能完全勃起、偶尔发生勃起，阳痿虽然频繁发生，但于清晨或自慰时阴茎可以勃起并可维持一段时间。

饮食建议

①阳痿患者宜选择具有提高性功能的中药材和食材，如淫羊藿、牛鞭、羊鞭、肉苁蓉、肉桂、人参、韭菜、泥鳅、鸡蛋、海藻、洋葱等。

②宜选用能促进性功能的中药材和食材，如鹿茸、冬虫夏草、杜仲、枸杞、羊腰、猪腰、菟丝子等。

饮食禁忌

①慎食降低性能力的饮品，如咖啡、碳酸饮料、酒等。

②慎食肥腻、过甜过咸的食物如动物内脏、肥肉等。

韭菜炒核桃仁

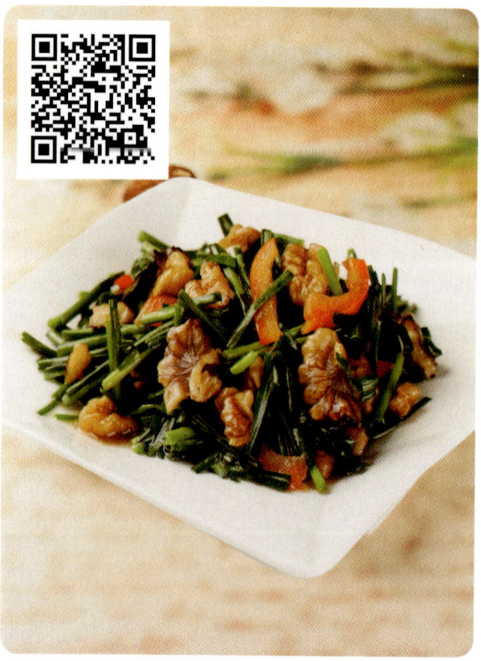

材料 韭菜200克，核桃仁40克，彩椒30克

调料 盐3克，鸡粉2克，食用油适量

做法

①韭菜切段，彩椒切粗丝，备用。

②锅中注清水烧开，加盐、核桃仁，煮至入味后捞出，用油起锅，烧至三成热，加核桃仁，略炸至水分全干，捞出，待用。

③锅底留油烧热，倒入彩椒丝、韭菜，翻炒至食材断生，加入盐、鸡粉、核桃仁，翻炒至入味，盛出食材即成。

保健功效 核桃仁可滋养肌肤、润肺强肾、强健筋骨。韭菜能补益肾阳、温经散寒，与核桃仁搭配，能改善腰膝酸冷、疲乏等症状，辅助调理男性阳痿。

清炖枸杞牛鞭汤

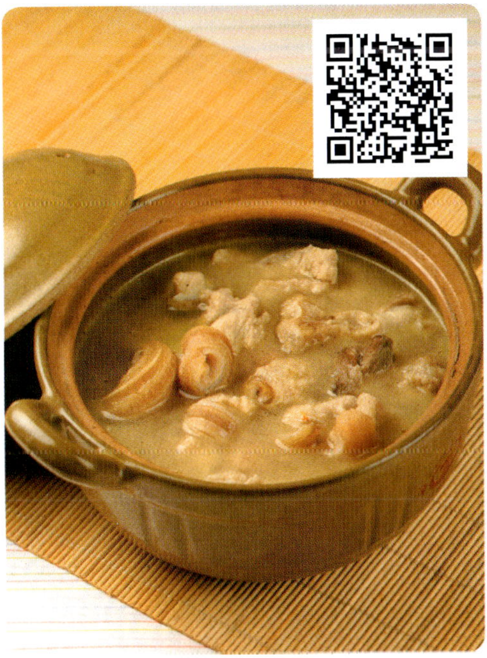

|材料| 牛鞭300克，姜片20克，枸杞10克

|调料| 盐、鸡粉各2克，料酒5毫升，白醋、食用油各适量

|做法|

①锅中注水烧热，入牛鞭，大火煮至断生捞出，加盐和白醋洗净捞出，切段。

②用油起锅，放姜片、牛鞭、料酒、清水、枸杞，大火煮沸，盛出放入砂锅中。

③砂锅放旺火上，小火煮至熟，加入盐、鸡粉，煮至入味，取下砂锅即成。

保健功效 牛鞭含有雄激素、蛋白质、脂肪等成分，具有壮阳补肾的功效，糖尿病患者适量食用牛鞭，可增强体质、改善男性性功能，对调治阳痿有帮助。

鹿茸蒸蛋

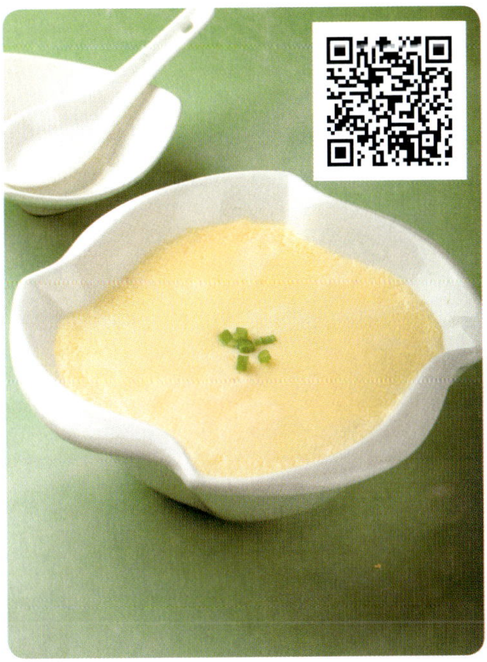

|材料| 鸡蛋100克，鹿茸2克

|调料| 盐、鸡粉各少许

|做法|

①鹿茸切细末，取鸡蛋，打入碗中，加入盐、鸡粉，撒上鹿茸，注入温水，搅匀，制成蛋液。

②蒸碗中倒入蛋液，待用，蒸锅上火烧开，放入蒸碗，用中火蒸至熟透，取出即成。

保健功效 鸡蛋可补肺养血、滋阴润燥、保肝护肾，鹿茸善于补肾壮阳、生精益血、补髓健骨，二者搭配对体虚所致的阳痿患者有较好的食疗作用。

早泄
Zaoxie

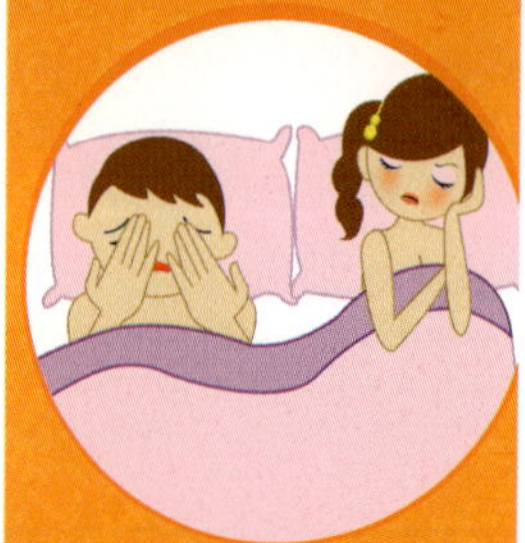

病症说明

早泄是指男子在阴茎勃起之后，未进入阴道之前或正当纳入以及刚刚进入而尚未抽动时便已射精，阴茎也随之疲软并进入不应期。症状为精神抑郁、焦虑、头晕、疲乏等。

饮食建议

①宜食增强肾功能、壮阳的药食材，如枸杞、巴戟天、杜仲、韭菜、龙骨、牡蛎、狗肉、羊肾、猪腰、羊腰等。

②宜食抑制精液过早排出的药食材，如桑螵蛸。

③宜食能维持神经系统兴奋与抑制平衡的蔬果，如红枣、青枣、葡萄、蜂蜜、芝麻、核桃、山药等。

饮食禁忌

①慎食辛辣、助火兴阳、伤阴的食物，如辣椒、胡椒、花椒、肉桂、葱、姜、蒜、茴香、河蚌、鸭等。

②慎食生冷性寒、伤阳气的食物，如冷饮、田螺、蟹等。

乌鸡海马虫草花汤

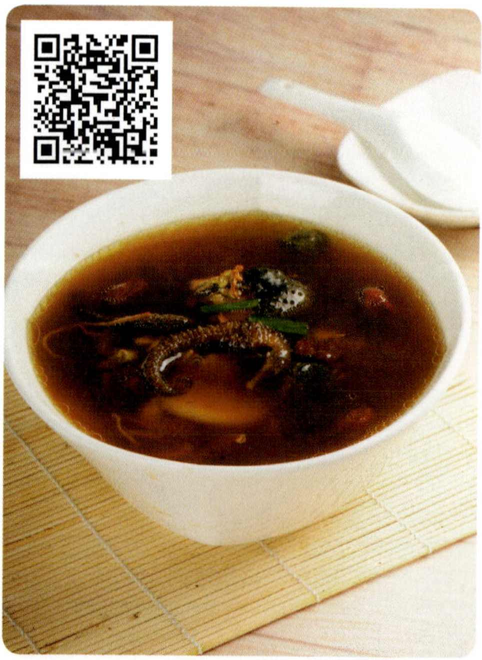

|材料| 乌鸡块400克，虫草花50克，红枣、姜片各20克，海马8克

|调料| 盐、鸡粉各2克，料酒4毫升

|做法|

①锅烧热，倒入海马，中火快炒至其呈焦黄色盛出，锅中注清水烧开，倒入乌鸡块，煮约半分钟，汆去血渍，捞出待用。

②锅中注清水烧开，倒乌鸡肉、虫草花、红枣、姜片、海马、料酒，煮沸后小火煮至熟，加鸡粉、盐，中火续煮入味。

③盛出菜肴，装入汤碗中即成。

保健功效 乌鸡含有蛋白质、黑色素、B族维生素、维生素E、磷、铁、钾等营养成分，对神疲乏力、虚寒所致的男性早泄、阳痿等症有较好的作用。

杜仲猪腰

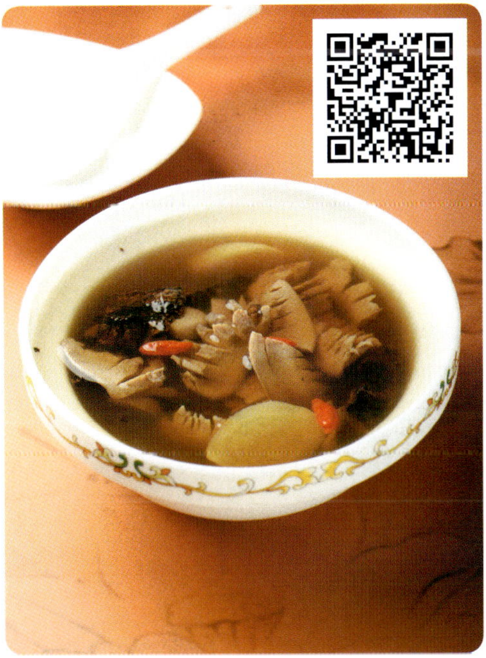

|材料| 杜仲10克，猪腰花片200克，姜片、葱段各少许

|调料| 料酒16毫升，盐2克，鸡粉2克，生抽4毫升，水淀粉4毫升，食用油适量

|做法|

①锅中加清水，杜仲煮沸，滤汁，待用。

②锅中注清水烧开，倒入猪腰、料酒，煮至沸，汆去血水，捞出，待用。

③用油起锅，放入姜片、猪腰、料酒、杜仲汁、盐、鸡粉、生抽、水淀粉，搅拌片刻，将汤料盛出，撒上葱段即成。

保健功效 杜仲含有果胶、维生素、亚油酸、黄酮类化合物等成分，对垂体肾上腺皮质功能有一定的调节作用，有助于改善肾脏功能。

山药胡萝卜鸡翅汤

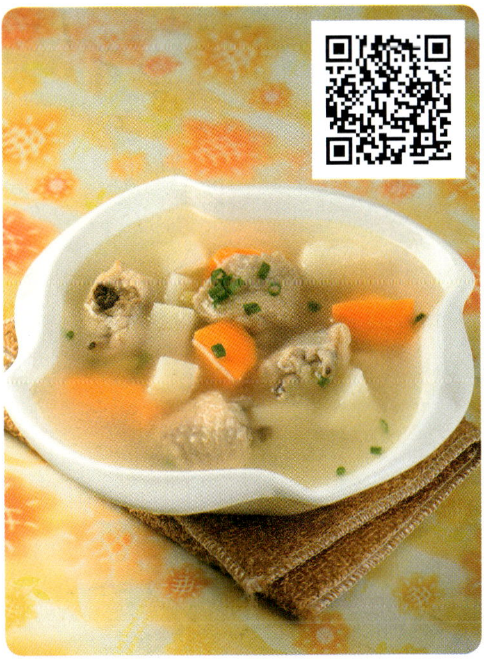

|材料| 山药180克，鸡中翅150克，胡萝卜100克，姜片、葱花各少许

|调料| 盐2克，鸡粉2克，胡椒粉少许，料酒适量

|做法|

①山药切丁，胡萝卜切块，鸡中翅斩块。

②锅中注清水烧开，倒入鸡中翅、料酒，煮至沸腾，撇去浮沫，捞出，待用。

③锅中注清水烧开，倒鸡中翅、胡萝卜、山药、姜片、料酒，转小火煮30分钟，至食材熟透，放盐、鸡粉、胡椒粉，撇去浮沫，拌匀，把汤盛出，放葱花即成。

保健功效 本品具有健脾补肺、益胃补肾、固肾益精、聪耳明目、助五脏、强筋骨的功效，适合早泄患者食用。

男性不育症

Nanxingbuyuzheng

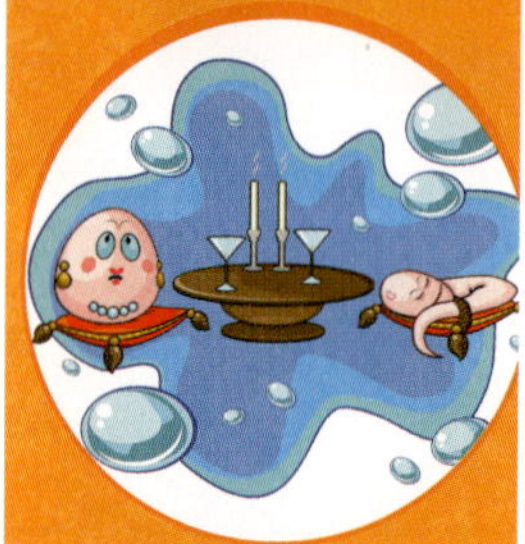

病症说明

男性不育症是指夫妇婚后同居2年以上，未采取避孕措施而未受孕，其原因属于男方者，亦称男性生育力低下。分为原发性和继发性男性不育症。继发性男性不育症有较大的可能性恢复生育能力。

饮食建议

①宜食促进性腺发育的药材，如杜仲、菟丝子、仙茅等。
②宜食促进精液分泌的药食材，如巴戟天、人参、韭菜等。
③宜食补肾益精的食物，如山药、鳝鱼、白果、海参等。
④宜食提高性欲，增加生育能力的食物，如红枣、蜂蜜、葡萄、莲子、食用菌、狗肉、羊肉、动物鞭类等。

饮食禁忌

①慎食辛辣油腻的食物，如酒、辣椒、胡椒、咖喱、葱、姜、蒜、肉桂、油条、烤鸭、肥肉、芹菜等。
②慎食破坏和影响精子质量的食物，如可乐、咖啡等。

软熘虾仁腰花

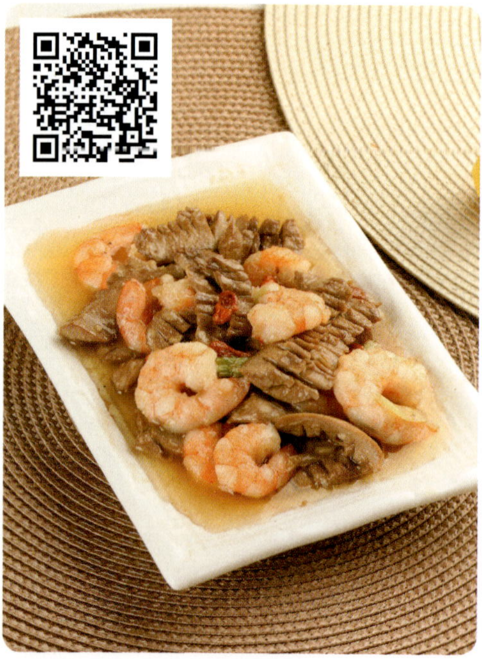

材料 虾仁80克，猪腰140克，枸杞3克，姜片、蒜末、葱段各少许

调料 盐3克，鸡粉4克，料酒、水淀粉、食用油各适量

做法

①猪腰切片；猪腰和虾仁分别装入碗中，加盐、鸡粉、料酒、水淀粉，虾仁碗中再加食用油，腌渍入味，锅中注清水烧开，倒入猪腰，汆至转色，捞出，备用。

②用油起锅，放入姜片、蒜末、葱段、虾仁、猪腰、料酒、盐、鸡粉、清水、水淀粉、枸杞，炒匀。

③将炒好的材料盛出，装入盘中即成。

保健功效 本品可补肾益精、利水补肾、和肾理气，主治男性不育症。

核桃枸杞肉丁

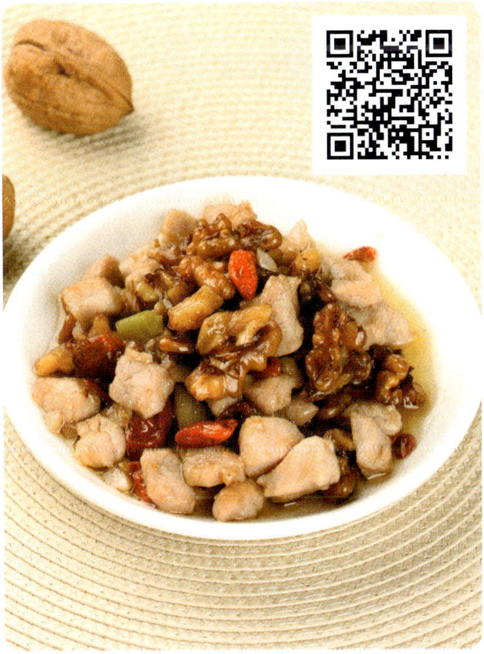

|材料| 核桃仁40克，瘦肉120克，枸杞5克，姜片、蒜末、葱段各少许

|调料| 盐、鸡粉各少许，食粉2克，料酒4毫升，水淀粉、食用油各适量

|做法|

①瘦肉切丁；肉丁装入碗中，放入盐、鸡粉、水淀粉、食用油，腌渍入味。

②锅中注入清水烧开，加食粉、核桃仁，焯1分30秒，捞出，待用，热锅注油烧至三成热，倒入核桃仁，炸出香味，捞出备用。

③锅留底油，放入姜片、蒜末、葱段、瘦肉丁、料酒、枸杞、盐、鸡粉、核桃仁，拌炒匀，将食材盛出即成。

保健功效 本品可养肝、滋肾、固精强腰，适合男性不育症患者食用。

三文鱼沙拉

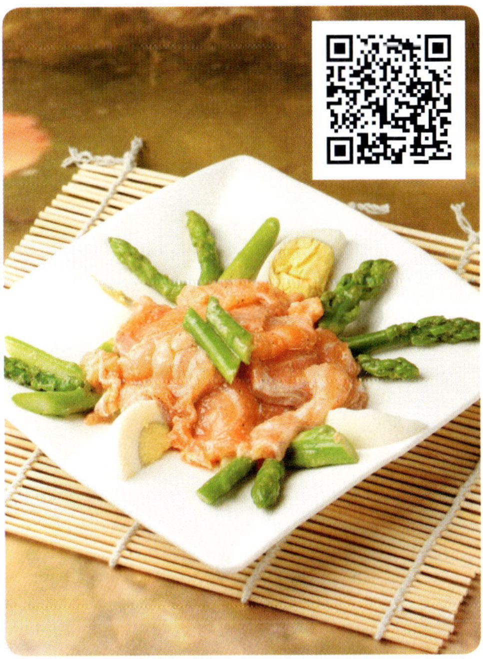

|材料| 三文鱼90克，芦笋100克，熟鸡蛋1个，柠檬80克

|调料| 盐3克，黑胡椒粒、食用油、橄榄油各适量

|做法|

①芦笋切段，熟鸡蛋切块，三文鱼切片。

②锅中注清水烧开，加盐、食用油、芦笋段，煮半分钟，加橄榄油，捞出备用。

③把芦笋放入碗中，倒入三文鱼、柠檬汁、黑胡椒粒、盐、橄榄油，拌匀至食材入味，夹出芦笋，摆入盘中，放入鸡蛋、三文鱼、剩余的芦笋即成。

保健功效 本品具有补虚劳、健脾胃、暖胃和中的功效，对于男性不育症患者有一定的食疗功效。

月经不调

Yuejingbutiao

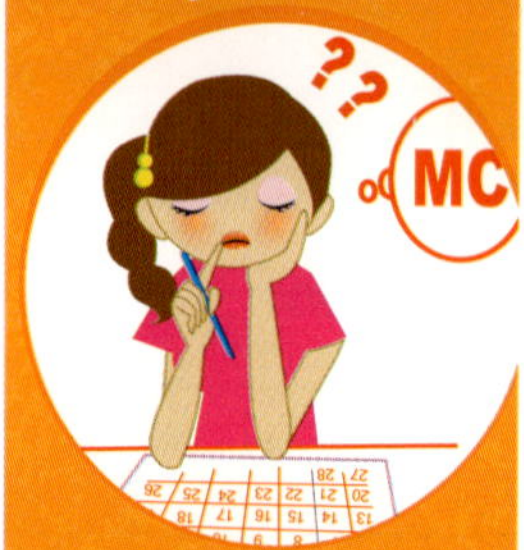

病症说明

月经失调表现为月经周期或出血量的异常，或是月经前、经期时的腹痛及全身症状。其包括规则子宫出血、功能性子宫出血、绝经后阴道出血、闭经四种。

饮食建议

①宜食松弛子宫肌肉的药食材，如益母草、芹菜、韭菜、香油、花生油、香蕉、瓜子、杏仁、薏米、核桃等。

②宜选用具有止痛止血功能的中药材和食材，如艾叶、当归、白芷、川芎、红花、细辛、核桃、黑豆等。

③宜食主食及豆类，如小麦、玉米、糯米、豆制品等。

饮食禁忌

①慎食性味寒凉的食物，如螃蟹、田螺、蚌肉、黄瓜、莴笋、西瓜、冷饮等。

②慎食性味辛辣、燥热、油腻的食物，如生姜、酒、辣椒、肥肉、香肠、油条等。

西红柿土豆炖牛肉

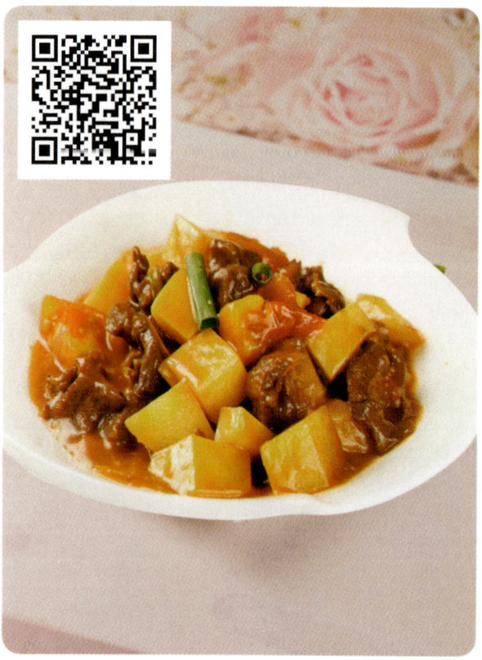

材料 牛肉200克，土豆150克，西红柿100克，八角、香叶、姜片、蒜末、葱段各少许

调料 盐3克，鸡粉2克，生抽12毫升，水淀粉10毫升，料酒10毫升，番茄酱10毫升，食粉、食用油各适量

做法

①土豆切丁，西红柿切块，牛肉切丁。

②牛肉装碗，加食粉、生抽、盐、水淀粉、油，腌渍，入沸水中汆熟捞出。

③用油起锅，放姜片、蒜末、葱段、八角、香叶、牛肉丁、料酒、生抽、牛肉、盐、鸡粉、清水、番茄酱，小火炖熟，大火收汁，加水淀粉，炒匀即可。

保健功效 补中益气、温补五脏，对月经不调患者有食疗作用。

芹菜烧豆腐

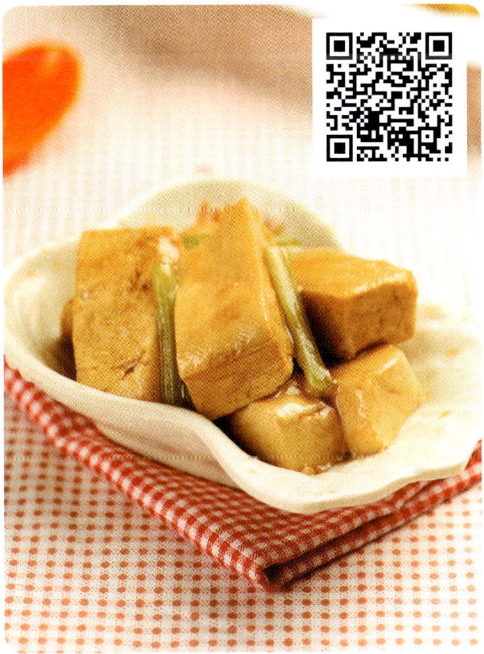

|材料| 芹菜40克，豆腐220克，蒜末、红椒圈各少许

|调料| 盐3克，鸡粉少许，生抽2毫升，老抽、水淀粉、食用油各适量

|做法|

①芹菜切段，豆腐切块；锅中注水烧开，放盐、豆腐，煮至断生，捞出，待用。

②另起锅，注油烧热，倒入蒜末、芹菜、清水、生抽、盐、鸡粉、豆腐，煮至沸，加入适量老抽，煮至豆腐入味，倒入水淀粉，炒匀使汤汁浓稠。

③盛出菜，放上红椒圈即成。

保健功效 豆腐及各种大豆制品中含有大豆异黄酮，能够调节人体内的雌激素含量，从而调节月经、延缓衰老。

韭菜豆渣饼

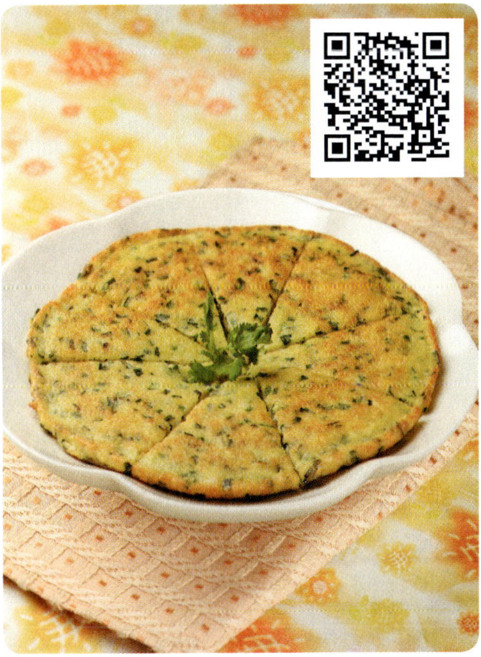

|材料| 鸡蛋120克，韭菜100克，豆渣90克，玉米粉55克

|调料| 盐3克，食用油适量

|做法|

①韭菜切粒，备用。

②用油起锅，倒入韭菜，翻炒至断生，放入豆渣、盐，炒匀，盛出食材，鸡蛋打入碗中，加盐，调匀，放入炒好的食材、玉米粉，调匀，制成豆渣饼面糊。

③锅中注油烧热，倒面糊，铺匀，中火煎片刻，翻转豆渣饼，小火煎至两面呈金黄色，盛出豆渣饼，分成小块即成。

保健功效 本品富含大豆异黄酮，能够调节人体内的雌激素含量，从而调节月经、延缓衰老。

痛经

Tongjing

病症说明

痛经是指妇女在经期及其前后，出现小腹或腰部疼痛，甚至痛及腰骶的症状，分为原发性和继发性两种，原发性痛经多指生殖器官无明显病变者，多见于青春期、未婚及已婚未育者，此种痛经在正常分娩后疼痛多可缓解或消失。继发性痛经多因生殖器官有器质性病变所致。其主要表现为妇女经期或行经前后，周期性发生下腹部胀痛、冷痛、刺痛、隐痛、坠痛、绞痛、痉挛性疼痛、撕裂性疼痛，疼痛延至骶腰背部。

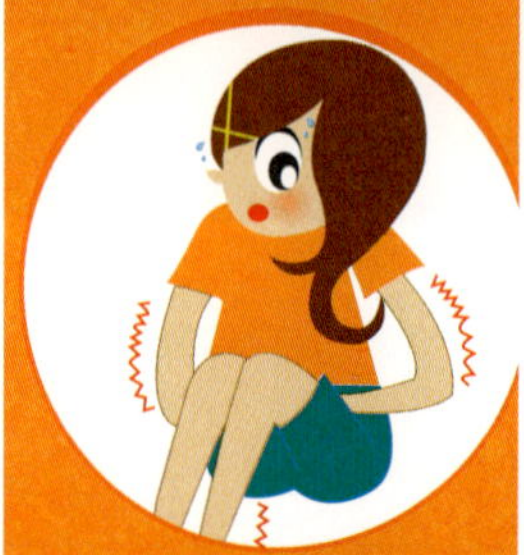

饮食建议

①宜食温经活血止痛的药材，如艾叶、当归、川芎、红花、桃仁、玫瑰花、龙眼、干荔枝、肉桂、生姜等。

②宜食松弛子宫肌肉的药食材，如益母草、韭菜、香油、花生油、香蕉、瓜子、杏仁、薏米、核桃等。

饮食禁忌

慎食性味寒凉的食物，如螃蟹、田螺、蚌肉、黄瓜等。

当归生姜羊肉汤

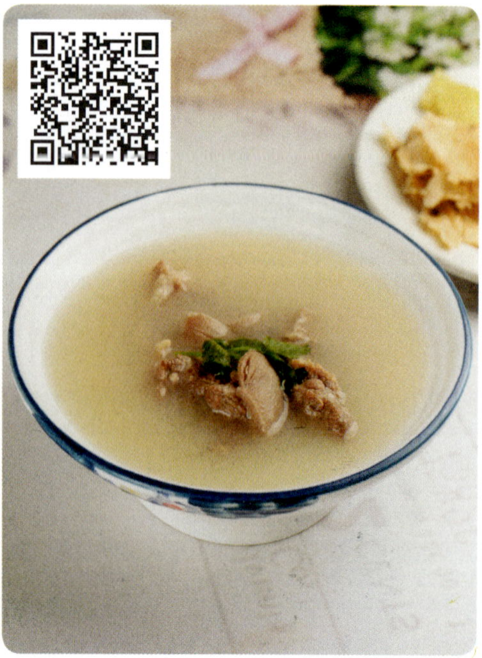

材料 羊肉400克，当归10克，姜片40克，香菜段少许

调料 料酒8毫升，盐2克，鸡粉2克

做法

①锅中注清水烧开，倒入羊肉、料酒，煮沸，汆去血水，捞出，待用。

②砂锅注清水烧开，倒入当归、姜片、羊肉、料酒，小火炖2小时至羊肉软烂，放盐、鸡粉，拌匀，夹去当归和姜片。

③盛出汤料装入盘中即成。

保健功效 羊肉有很好的温补效果，体质虚弱、容易疲劳、常感乏力的人可以服用黄芪来补气，与补血的当归搭配，能改善女性体虚畏寒、疲劳、月经不调、宫寒痛经等症。

玉米腰果火腿丁

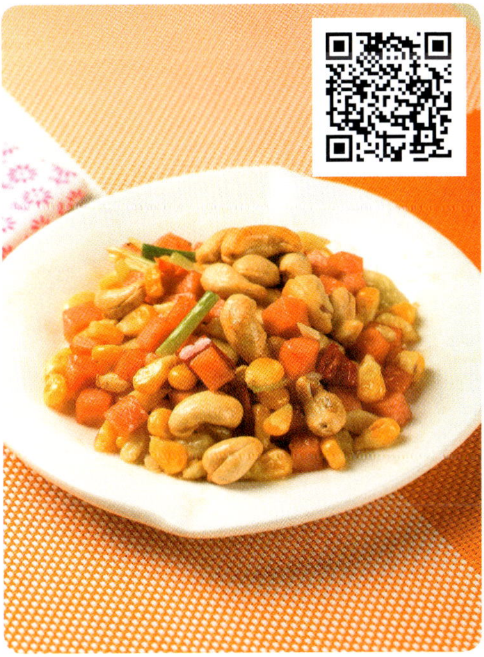

|材料| 鲜玉米粒120克，火腿丁80克，红椒20克，腰果15克，姜片、蒜末、葱段各少许

|调料| 盐、鸡粉各2克，料酒3毫升，水淀粉、食用油各适量

|做法|

①锅中注水烧开，放盐、玉米粒，煮至断生，捞出，热锅注油烧至三成热，放入腰果，炸至食材香脆，捞出，再放入火腿丁，炸至肉质脆嫩，捞出，待用。

②用油起锅，放入姜片、蒜末、葱段、玉米粒、腰果、火腿丁、料酒、盐、鸡粉、水淀粉，翻炒，撒上腰果即成。

保健功效 本品可改善血液循环、改善体质，帮助缓解痛经和月经不调等症。

生蚝茼蒿炖豆腐

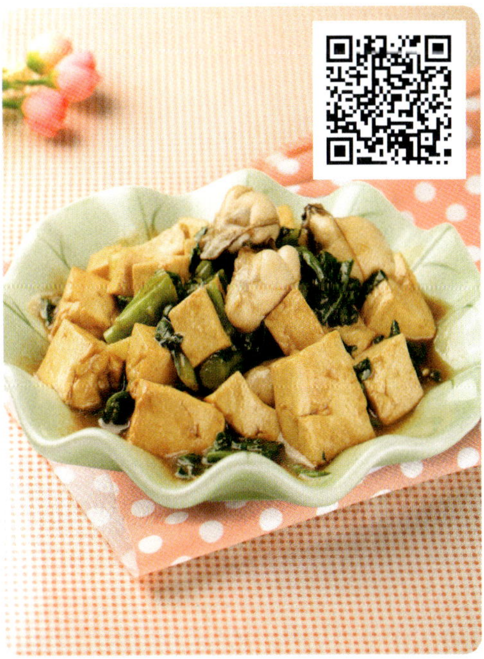

|材料| 豆腐200克，茼蒿100克，生蚝肉90克，姜片、葱段各少许

|调料| 盐3克，鸡粉2克，老抽2毫升，料酒4毫升，生抽5毫升，水淀粉、食用油各适量

|做法|

①茼蒿切段，豆腐切小方块。

②锅中注水烧开，加入盐、豆腐块，煮半分钟捞出，沸水锅中倒入生蚝肉，煮约1分钟，捞出待用。

③用油起锅，放姜片、葱段、料酒、煮好的食材、茼蒿、盐、老抽、生抽、鸡粉，转中火炖至入味，大火收汁，倒水淀粉，炒匀即成。

保健功效 滋阴潜阳、补益肝肾。

川芎党参炖鸡蛋

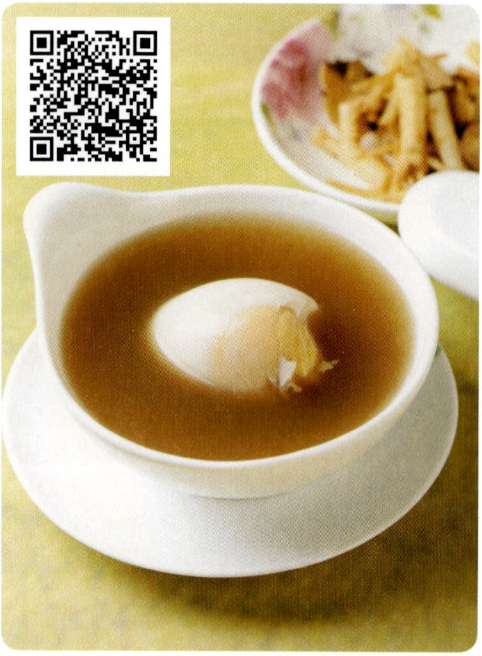

|材料| 熟鸡蛋1个，川芎15克，党参10克，阿胶5克

|做法|

①将备好的川芎和党参放入隔渣袋中，扎紧袋口，备用。

②锅中注清水，放入隔渣袋，煮15分钟至药材析出有效成分，放熟鸡蛋、阿胶，煮5分钟至阿胶溶化，取出隔渣袋。

③关火后将煮好的汤盛出，装入碗中即成。

保健功效 本品具有补中益气、健脾益肺、增强免疫力、止痛补血等功效，对于痛经的女性尤为适合。

黑米红豆粥

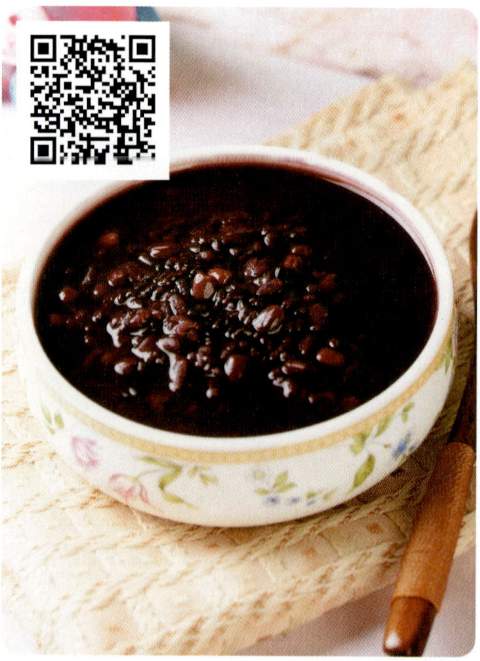

|材料| 水发黑米120克，水发大米150克，水发红豆50克

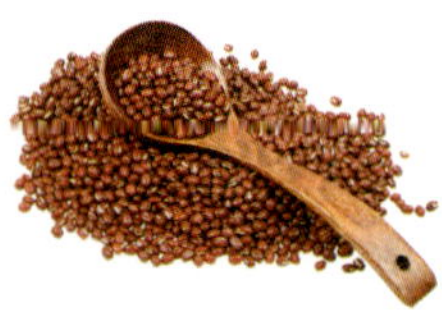

|做法|

①砂锅中注清水烧开，倒入红豆、黑米、大米，烧开后用小火煮约40分钟至食材熟透，搅拌片刻。

②关火后盛出粥即成。

保健功效 黑米具有健脾开胃、补肝明目、滋阴补肾、益气强身、养精固涩的功效，红豆具有利水除湿、和血排脓、消肿解毒的功效，故本品适合痛经的女性食用。

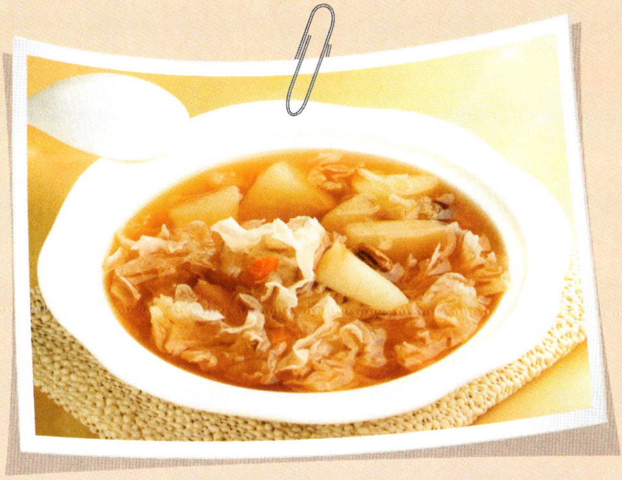

Part 7 生活杂病对症食疗方案

在日常生活当中，每个人都会经历或多或少的疾病困扰，小至头痛、头晕，大至癌症、肿瘤。大病除了要有合理的食疗外，还必须到医院进行专业的治疗。我们在生活中经常会遇到一些小问题，如头晕、偏头痛、口腔溃疡、牙痛、咽炎、神经衰弱、失眠多梦、多汗症、妊娠呕吐、产后缺乳、更年期综合征、痤疮等疾病，这类疾病说大不大，但也不能忽略不顾。本章介绍了日常生活中较常见的13种疾病，分析其特点，每种症状分别列举了3～5个食疗方供人们选择，希望患者能从中获益，恢复健康状态。

头晕
Touyun

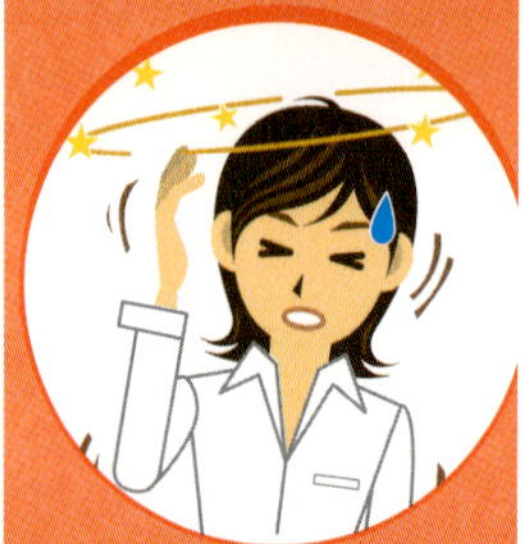

病症说明

头晕是多种心脑血管疾病的常见症状，高血压、高血脂、动脉硬化、贫血、低血压、颈椎病均会引起头晕。头晕可单独出现，但常与头痛并发。头晕伴有平衡觉障碍或空间觉定向障碍时，患者感到外周环境或自身在旋转、移动或摇晃，称为头晕。

饮食建议

①风痰上扰或肝阳上亢证型头晕者宜食钩藤、天麻、全蝎、半夏、地龙、莲心、苦瓜、海带等平肝潜阳的食物。

②气血亏虚型头晕者宜食红枣、阿胶、黄芪、党参、熟地、龙眼肉、乌鸡、土鸡等补益气血的食物。

饮食禁忌

①忌食辛辣刺激性食物，如花椒、肉桂、咖啡等。

②忌食高脂肪、高热量、高胆固醇食物，如肥肉、羊肉等。

西洋参瘦肉汤

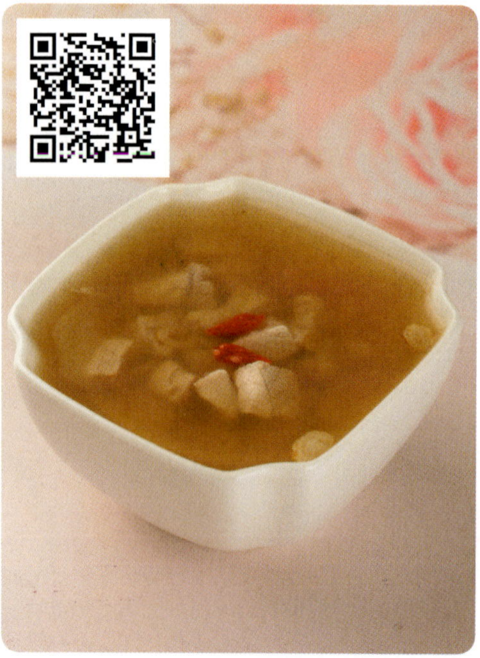

材料 猪瘦肉90克，西洋参6克，枸杞少许

调料 盐、鸡粉各少许，料酒4毫升

做法

①猪瘦肉切丁。

②砂锅中注清水烧开，放入西洋参、瘦肉丁、料酒，煮沸后转小火炖至食材熟软，加入盐、鸡粉，续煮至汤汁入味。

③关火后盛出瘦肉汤，撒上枸杞即成。

保健功效 西洋参含有人参皂苷类、固醇等有效成分，能调节中枢神经功能，有调节情绪、改善记忆力等作用，可用于调理失眠、烦躁、头晕、心律失常等问题。

淡菜海带冬瓜汤

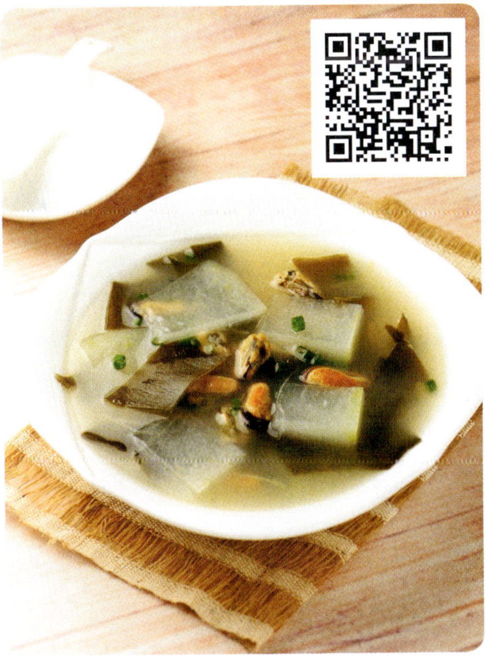

|材料| 冬瓜300克，海带200克，水发淡菜150克，姜丝、葱花各少许

|调料| 盐、鸡粉各2克，料酒4毫升

|做法|

①冬瓜切片，海带切小块。

②砂锅中注清水烧开，倒入淡菜、姜丝、料酒，煮沸后用小火煮至变软，倒入冬瓜片、海带，小火续煮至食材熟透，加入盐、鸡粉，大火煮至汤汁入味。

③关火后盛出冬瓜汤，撒上葱花即成。

保健功效 冬瓜含有多种维生素、粗纤维及钙、磷、铁等营养成分，有清热解毒、利水消肿的功效，冬瓜属于高钾低钠的食物，有降血压的作用，适合因高血压引起头晕、头痛的患者食用。

黄芪粥

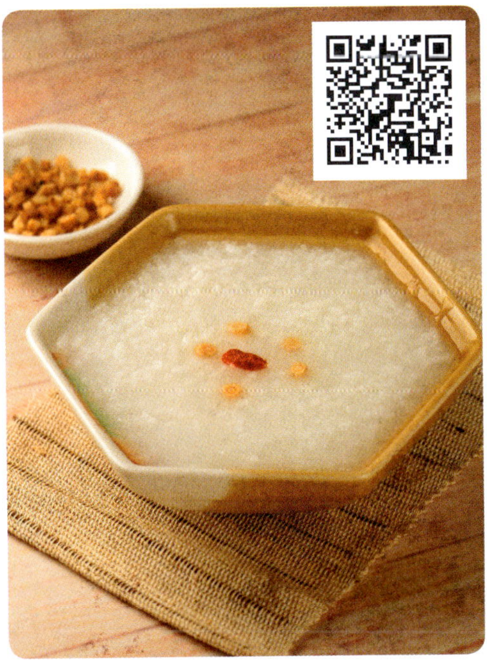

|材料| 水发大米170克，黄芪15克

|做法|

①砂锅中注清水烧开，倒入黄芪，煮沸后用小火煮至其析出有效成分，取出黄芪，待用。

②砂锅中倒入大米，煮沸后用小火煮约30分钟，至大米熟透。

③盛出米粥，放上煮好的黄芪即成。

保健功效 大米含有糖类、蛋白质、脂肪、B族维生素等营养成分，有健脾养胃、生津止渴的功效，黄芪有很好的补气效果，与大米搭配煮粥食用，易于消化，可调理气虚所致的头晕、无力、多汗等症状。

偏头痛

Piantoutong

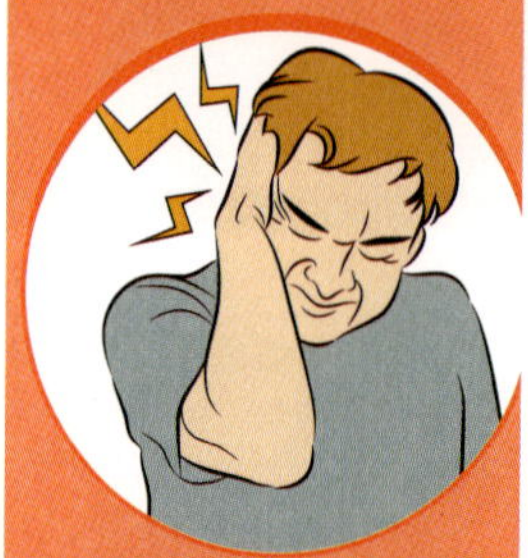

病症说明

偏头疼是反复发作的一种搏动性头疼，常伴有神经、精神功能障碍。偏头痛患者比平常人更容易发生大脑局部损伤，进而引发脑卒中。症状为视物模糊、闪光、幻视、盲点、眼胀、情绪不稳、怕光。

饮食建议

①应多食可改善脑血管血液循环的食物，如三七、丹参、川芎、山楂、枸杞、玉竹、兔肉、海参等。

②高血压引起的头痛患者宜食降低胆固醇的药食材，如黑芝麻、黄豆、南瓜、大蒜、芦笋、黄精、决明子、山楂、鱼头、灵芝、枸杞、杜仲、玉米须、何首乌等。

饮食禁忌

忌食巧克力、狗肉、羊肉、含酒精的饮料（特别是红葡萄酒）、含咖啡因的饮料（咖啡、茶和可乐），含谷氨酸钠、代糖和亚硝酸盐的食物等。

兔肉萝卜煲

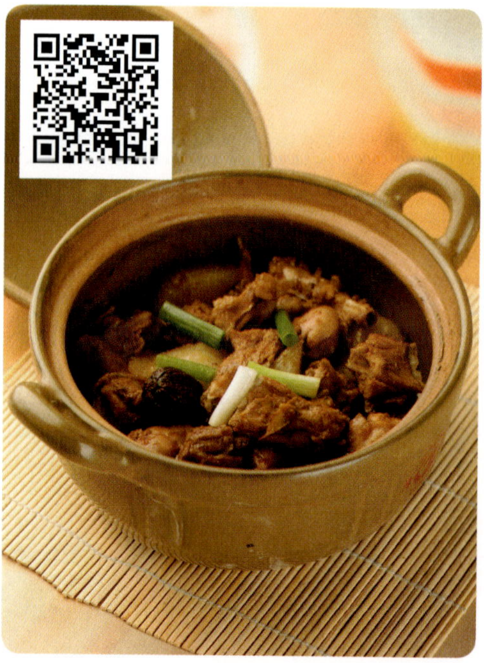

|材料| 兔肉500克，白萝卜500克，香叶、八角、草果、姜片、葱段各少许

|调料| 盐2克，料酒10毫升，生抽10毫升

|做法|

①白萝卜切小块；锅中注清水烧开，倒入兔肉，汆去血水，捞出，待用。

②用油起锅，放入姜片、葱段、兔肉、香叶、八角、草果、料酒、生抽、清水，煮沸，放入白萝卜，小火焖至熟透。

③将食材转到砂锅中，置旺火上，放盐，大火加热，取下砂锅放葱段即可。

保健功效 兔肉具有高蛋白、低胆固醇的特点，能补中益气、清解热毒。萝卜能理气下气，适合偏头痛患者食用。

生蒸鳝鱼段

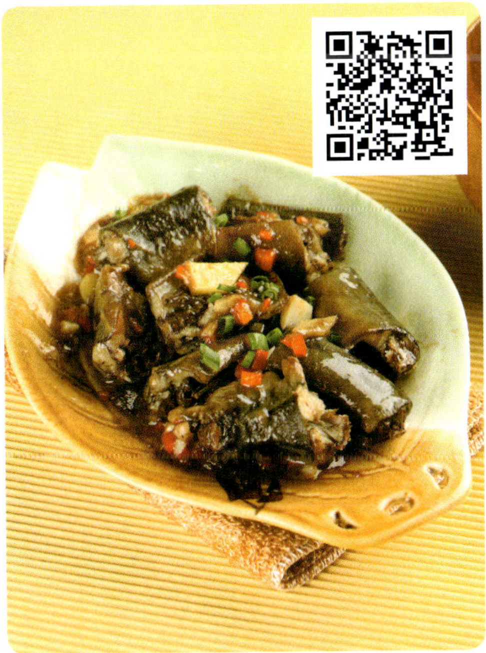

材料 鳝鱼300克，红椒35克，姜片、蒜末、葱花各少许

调料 盐2克，料酒3毫升，鸡粉2克，生粉6克，胡椒粉、生抽、食用油各适量

做法

①红椒切粒，鳝鱼切段，备用。

②将鳝鱼段装碗中，放入蒜末、姜片、红椒粒、盐、料酒、鸡粉、胡椒粉、生抽、生粉、食用油，腌渍15分钟。

③鳝鱼段装盘中，放入烧开的蒸锅中，中火蒸熟，取出，放入热油、葱花即成。

保健功效 鳝鱼能益气补血、滋补肝肾、除风湿，适合偏头痛患者食用，也适宜身体虚弱，有食欲不振、腰膝酸痛、畏寒肢冷等症状的人食用。

葱爆海参

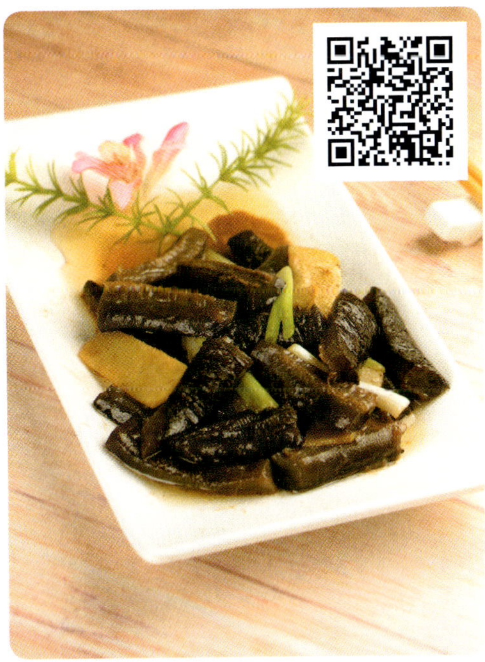

材料 海参300克，葱段50克，姜片40克，高汤200毫升

调料 盐、鸡粉各3克，白糖2克，蚝油5毫升，料酒4毫升，生抽6毫升，水淀粉、食用油各适量

做法

①海参切条；锅中注清水烧开，加入盐、鸡粉、海参，煮约1分钟，捞出，待用。

②用油起锅，放姜片、部分葱段、海参、料酒、高汤、蚝油、生抽、盐、鸡粉、白糖，大火收汁，加葱段、水淀粉，炒匀。

③盛出菜肴即成。

保健功效 海参含有蛋白质、海参皂苷、钙、牛磺酸等营养成分，有养心润燥的作用，适合偏头痛患者食用。

口腔溃疡

Kouqiangkuiyang

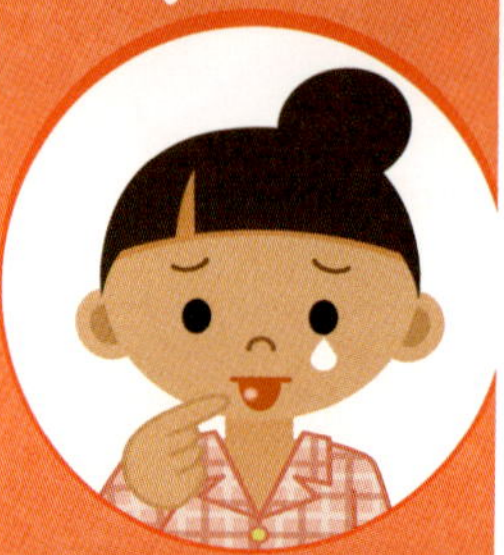

病症说明

口腔溃疡是发生在口腔黏膜上的表浅性溃疡，多发生于口腔黏膜无角化或角化较差的区域，如唇内侧、舌尖、舌缘、舌腹、颊、软腭、前庭沟等处黏膜。溃疡呈圆形或椭圆形，大小数目不等，分布比较分散，溃疡面边缘整齐，周围有红晕，有疼痛感，愈后不留瘢痕，常反复发作。

饮食建议

①宜食富含锌的食物，以促进创面愈合，如牡蛎、动物肝脏、瘦肉、蛋类、花生、核桃、紫菜、芝麻等。

②宜食富含维生素的食物，有利于溃疡愈合，如西红柿、茄子、胡萝卜、白萝卜、白菜、菠菜、橙子等。

饮食禁忌

①忌食刺激性、过烫的食物，如辣椒、醋、姜、葱等。

②忌食粗糙坚硬的食物，如炸排骨、炸鸡腿、坚果等。

青豆烧茄子

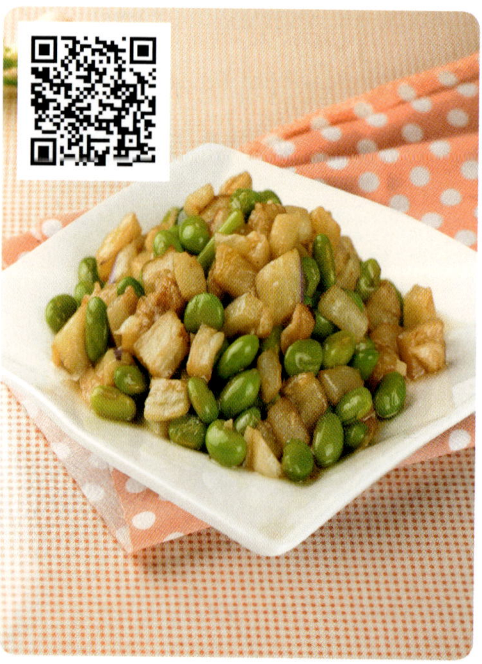

|材料| 青豆200克，茄子200克，蒜末、葱段各少许

|调料| 盐3克，鸡粉2克，生抽6毫升，水淀粉、食用油各适量

|做法|

①茄子切小丁，待用。

②锅中注清水烧开，加盐、食用油、青豆，煮约1分钟，捞出，热锅注油烧热，倒茄子丁，炸至其色泽微黄，捞出待用。

③锅底留油，放入蒜末、葱段，大火爆香，放入青豆、茄子丁、盐、鸡粉、生抽，拌匀，放入水淀粉勾芡，炒熟即成。

保健功效 本品营养丰富，具有防止出血和抗菌消炎的功效，对于患有口腔溃疡类疾病的患者有很好的食疗功效。

芝麻猪肝山楂粥

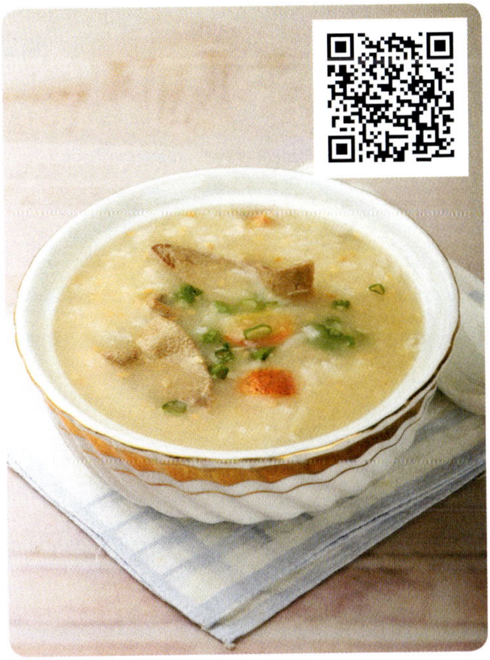

|材料| 猪肝150克，水发大米120克，山楂100克，水发花生米90克，白芝麻15克，葱花少许

|调料| 盐、鸡粉各2克，水淀粉、食用油各适量

|做法|

①猪肝切片；把猪肝片装碗中，放盐、鸡粉、水淀粉、食用油，腌渍入味。

②锅中注清水烧开，倒大米、花生米，煮沸后用小火煮至熟软，倒入山楂、白芝麻，小火续煮至熟透，放猪肝，拌煮至变色，加入盐、鸡粉，中火煮至入味。

③关火后盛出猪肝粥，撒上葱花即成。

保健功效 本品清热解毒、杀菌、提高人体免疫力，适合口腔溃疡患者食用。

胡萝卜炒香菇片

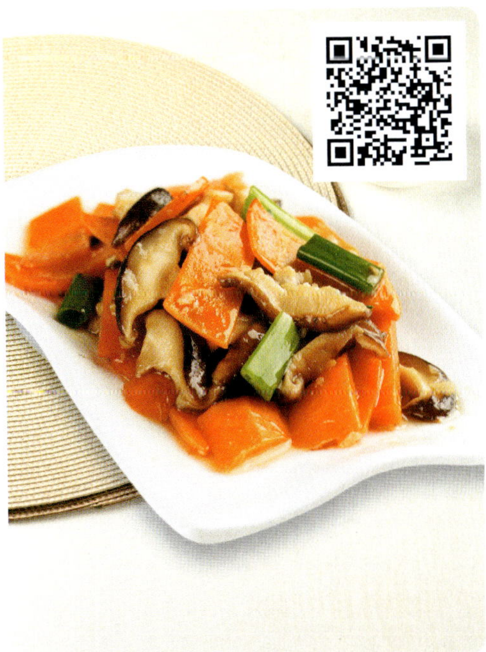

|材料| 胡萝卜180克，鲜香菇50克，蒜末、葱段各少许

|调料| 盐3克，鸡粉2克，生抽4毫升，水淀粉5毫升，食用油适量

|做法|

①胡萝卜、香菇切片。

②锅中注清水烧开，加入盐、食用油、胡萝卜片，煮约半分钟，放入香菇，煮约1分钟，至其八成熟，捞出，待用。

③用油起锅，放入蒜末、胡萝卜片、香菇、生抽、盐、鸡粉、水淀粉、葱段，翻炒至熟透，关火后盛出食材即成。

保健功效 本品具有健脾和胃、清热解毒、杀菌消毒的功效，对于口腔溃疡疾病有很好的治疗作用。

牙痛 Yatong

病症说明

牙痛，指的是由各种原因引起的以牙齿及牙龈红肿疼痛为主要表现的病症，是常见的口腔疾患之一，可见于西医学的龋齿、牙髓炎、根尖周围炎和牙本质过敏等。一般表现为牙龈红肿、遇冷热刺激痛、面颊部肿胀等。

饮食建议

①宜食清热类的药食材，如金银花、菊花、玄参、生地、苦瓜、丝瓜、马齿苋、荠菜、西瓜、柚子、梨等。

②宜食清胃、去肝火的食物，如南瓜、西瓜、荸荠、芹菜等。

饮食禁忌

①饮食宜清淡，忌食辛辣、燥热、刺激性食物，如辣椒、花椒、羊肉、狗肉，以及烧烤、油炸类食物。

②睡前不宜吃糖、饼干等食物。

③勿吃过硬的食物，少吃过酸、过冷、过热的食物。

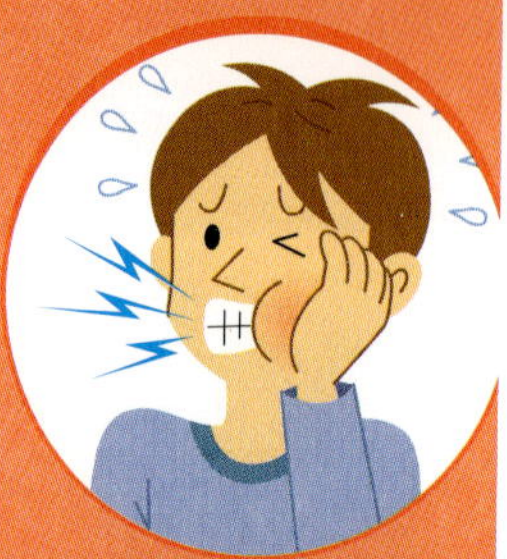

竹叶荞麦绿豆粥

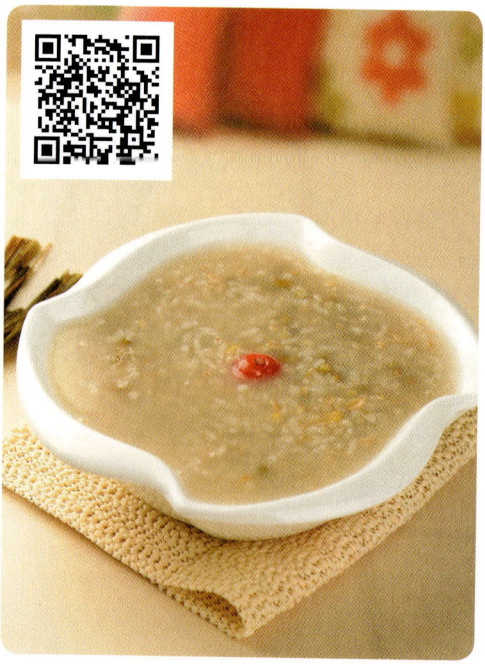

|材料| 水发大米、水发绿豆、水发荞麦各80克，燕麦70克，淡竹叶10克

|调料| 冰糖20克

|做法|

①隔渣袋中放入淡竹叶，收紧袋口，制成香袋，待用。

②砂锅中注清水烧开，放入香袋、大米、杂粮，煮沸后用小火煮至食材熟透，取出香袋，加入冰糖，大火续煮至冰糖溶化。

③关火后盛出粥即成。

保健功效 本品具有清心利尿、清热解毒、健胃消食、降压止血的功效，对于牙痛、口腔溃疡患者有一定的食疗功效。

丝瓜烧豆腐

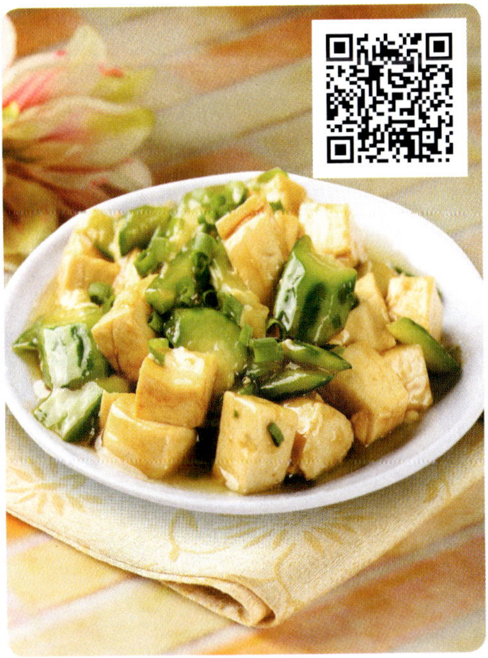

|材料| 豆腐200克，丝瓜130克，蒜末、葱花各少许

|调料| 盐3克，鸡粉2克，老抽2毫升，生抽5毫升，水淀粉、食用油各适量

|做法|

①丝瓜切小块，豆腐切小方块，锅中注清水烧开，加入盐，倒入豆腐块，煮约半分钟，捞出，待用。

②用油起锅，放蒜末、丝瓜块、清水、豆腐块、盐、鸡粉、生抽、老抽，续煮至熟透，倒入水淀粉，炒至汤汁收浓。

③关火后盛出菜肴，撒上葱花即成。

保健功效 本品具有清暑凉血、解毒通便、祛风化痰、清热解毒的功效，适合牙痛患者食用。

金银花绿豆汤

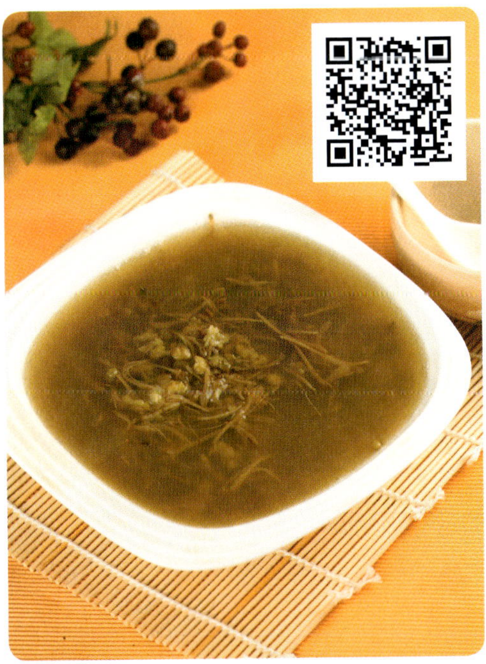

|材料| 水发金银花70克，水发绿豆120克

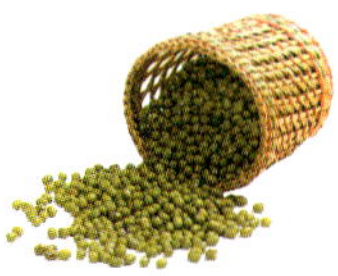

|调料| 盐少许

|做法|

①砂锅中注清水烧开，倒入绿豆、金银花，搅拌使食材混合均匀，煮沸后用小火炖煮至食材熟透，加入盐，续煮至汤汁入味。

②关火后盛出绿豆汤，装入碗中即成。

保健功效 本品具有清热解毒、抗炎消肿、增强免疫力、消暑止渴的功效，对于牙痛等疾病的患者有一定的食疗功效。

咽炎
Yanyan

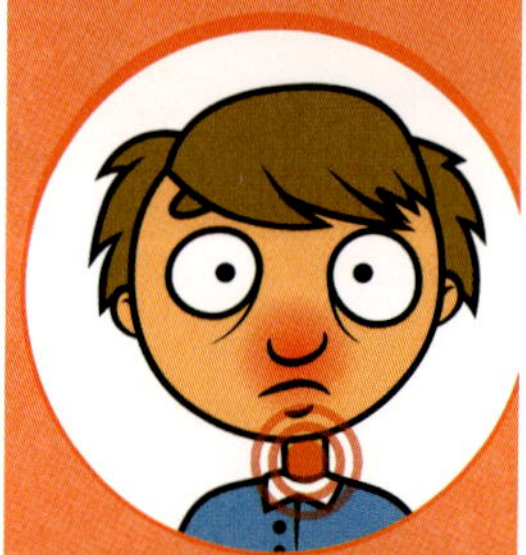

病症说明

咽炎是咽部黏膜、黏膜下组织的炎症，常为上呼吸道感染的一部分。依据病程的长短和病理改变性质的不同，分为急性咽炎和慢性咽炎两大类。一般表现为咽部干燥、灼热，继而疼痛、发热、头痛、食欲不振、四肢酸痛，大便干、口干渴；侵及喉部，可伴声嘶、咳嗽等症状。

饮食建议

①宜多饮白开水，饮食以清淡、易消化为原则，如白米粥、面条、藕粉、新鲜蔬菜等。

②宜食清热解毒、滋阴润肺的食物，如萝卜、白菜、黄瓜、冬瓜、苦瓜、柿子、枇杷、菠萝、荔枝、鸭肉、兔肉等。

饮食禁忌

①忌食羊肉、狗肉、雀肉等辛温燥热之品。

②忌食油腻黏滞、煎炸辛辣的食物，鱼肉荤腥应尽量少食。

马蹄雪梨饮

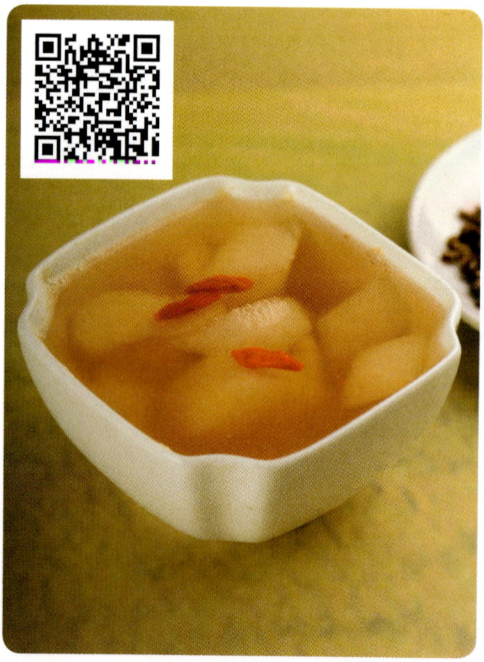

|材料| 马蹄100克，雪梨100克，决明子5克，枸杞8克

|调料| 冰糖30克

|做法|

①马蹄切片，雪梨切小块，备用。

②砂锅中注清水烧开，倒入决明子，小火煮至其析出有效成分，捞出，倒入马蹄、雪梨、冰糖、枸杞，用小火续煮至冰糖溶化。

③把甜汤盛出，装入碗中即成。

保健功效 本品具有止咳化痰、清热降火、养血生津、润肺去燥的功效，能化痰、消炎，减轻咽炎所致的不适症状，对于有咽炎的病人非常适用。

罗汉果银耳炖雪梨

|材料| 罗汉果35克，雪梨200克，枸杞10克，水发银耳120克

|调料| 冰糖20克

|做法|

①银耳撕小朵，雪梨切丁。

②砂锅中注清水烧开，放入枸杞、罗汉果、雪梨、银耳，烧开后用小火炖至食材熟透，放入冰糖，略煮至冰糖溶化。

③关火后盛出糖水，装入碗中即成。

保健功效 本品具有润肺止咳、生津止渴、清热降火的功效，适合咽炎、慢性支气管炎、上呼吸道感染的患者食用。

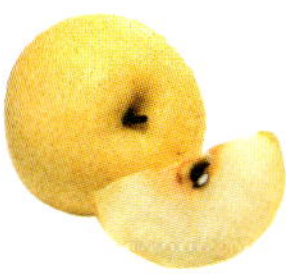

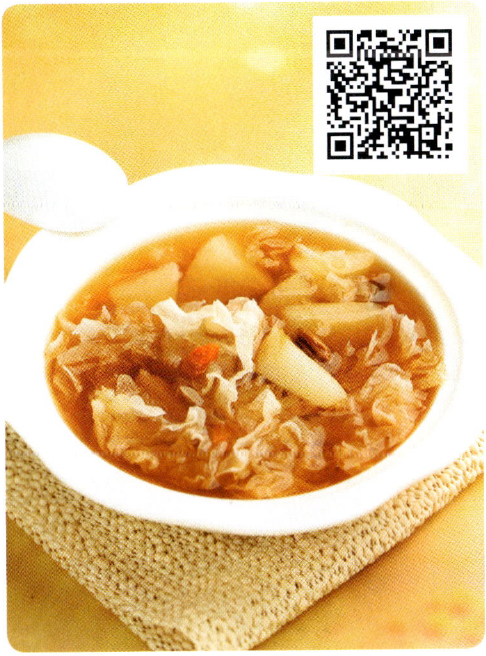

橄榄白萝卜排骨汤

|材料| 排骨段300克，白萝卜300克，青橄榄25克，姜片、葱花各少许

|调料| 盐2克，鸡粉2克，料酒适量

|做法|

①白萝卜切小块，锅中注清水烧开，放入排骨段，煮约1分钟，汆去血水，捞出，待用。

②砂锅中注清水烧热，倒入排骨段、青橄榄、姜片、料酒，烧开后用小火煮至熟软，放入白萝卜块，煮沸后用小火续煮至熟透，加入盐、鸡粉，搅拌入味。

③盛出本汤，撒入葱花即成。

保健功效 本品有理气、清热、清肺利咽、解毒的功效，此汤能化痰、促进消炎、减轻咽炎所致的不适症状。

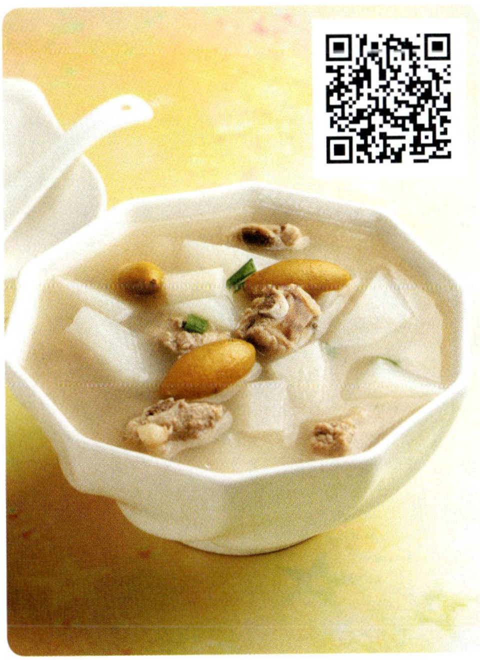

神经衰弱

Shenjingshuairuo

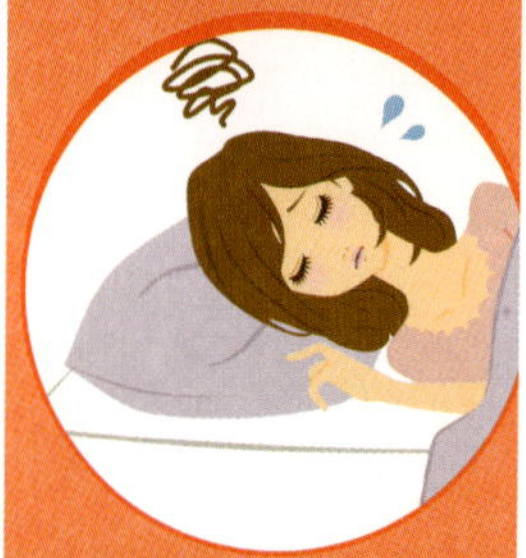

病症说明

神经衰弱是精神容易兴奋和脑力容易疲劳，常有情绪烦恼和心理、生理症状的神经症性障碍。分为忧郁型神经衰弱、混合型神经衰弱、兴奋性神经衰弱、迁延型神经衰弱。症状为注意力不集中、没有持久性、记忆力减退、失眠、多梦、头昏脑涨等症状。

饮食建议

①宜食养血益精、补脑健脑的药食材，如核桃仁、枸杞子、桂圆、何首乌、猪脑、鱼头等。

②宜食富含脂类的食物，如肝、瘦肉、羊肉、牛肉、蛋黄、核桃、黄油、大豆、玉米、芝麻油等。

③宜食提高睡眠质量的食物，如桂圆、酸枣仁、牛奶等。

饮食禁忌

忌食肥腻不易消化、易引起胀气、辛辣刺激性的食物，如烤肉、烤鸭、香肠、肥肉、胡椒、浓茶、白酒、肉桂等。

黑芝麻核桃粥

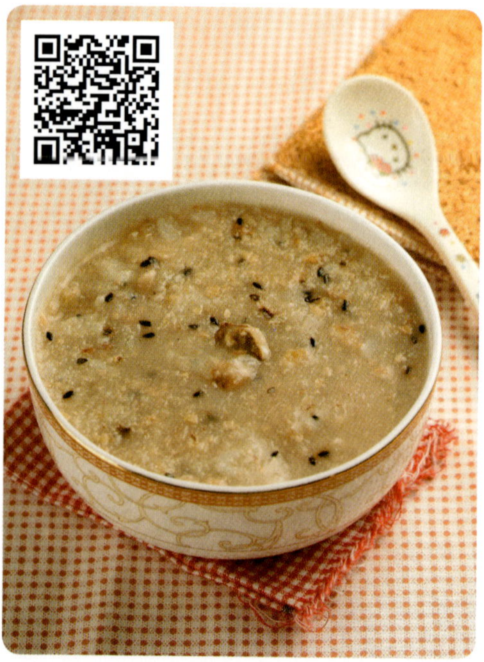

材料 黑芝麻15克，核桃仁30克，糙米120克

调料 白糖6克

做法

①将核桃仁倒入木臼，压碎，待用。

②汤锅中注清水烧热，倒入糙米，烧开后用小火煮30分钟至糙米熟软，倒入核桃仁，用小火煮10分钟至食材熟烂，倒入黑芝麻、白糖，煮至白糖溶化。

③将粥盛出，装入碗中即可。

保健功效 糙米中含有丰富的B族维生素，黑芝麻、核桃中的不饱和脂肪酸，都是维持神经系统功能的重要营养物质，因此神经衰弱人群宜常吃。

桂圆酸枣仁红枣饮

|材料| 桂圆肉100克，红枣20克，酸枣仁10克

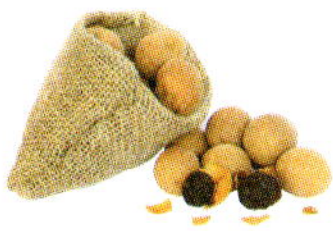

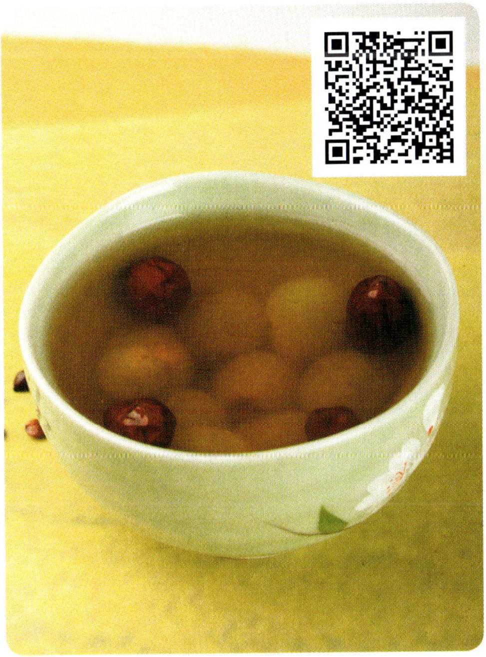

|调料| 冰糖20克

|做法|

①砂锅中注清水烧开，倒入红枣、酸枣仁、桂圆肉，用小火煮至药材析出有效成分，放入冰糖，煮至冰糖完全溶化。

②关火后将药茶盛出，装入杯中即成。

保健功效 红枣含有蛋白质、脂肪、糖类、有机酸、维生素A、维生素C、钙等营养成分，能增强体力、消除疲劳、改善睡眠质量，本品特别适合神经衰弱的人食用。

核桃豆浆

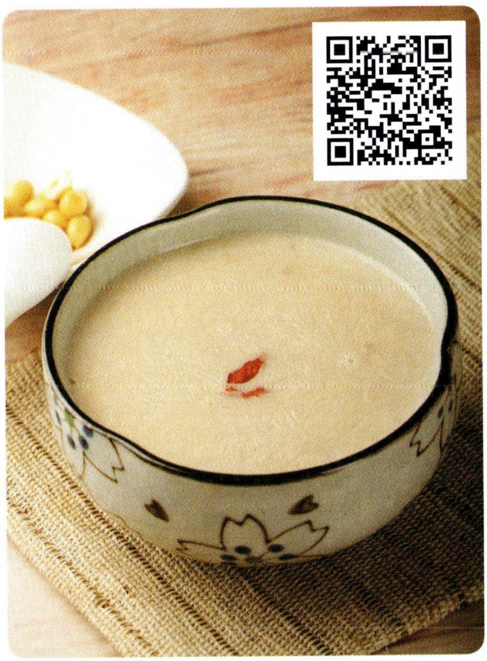

|材料| 水发黄豆120克，核桃仁40克

|调料| 白糖15克

|做法|

①取榨汁机，加黄豆、清水，搅拌成细末状，倒出，滤取豆汁，待用，再取榨汁机，放入核桃仁、豆汁，搅拌至呈碎末状，断电后装入碗中，即成生豆浆。

②锅置火上，倒入生豆浆，煮沸，掠去浮沫，加白糖，用中火续煮至糖分溶化。

③关火后盛出核桃豆浆，装碗中即成。

保健功效 本品富含矿物质、膳食纤维、卵磷脂、维生素、大豆蛋白、豆固醇，而卵磷脂不饱和脂肪酸是大脑和神经系统工作的必需营养成分，因此失眠、多梦、神经衰弱的人可常饮用。

失眠多梦

Shimianduomeng

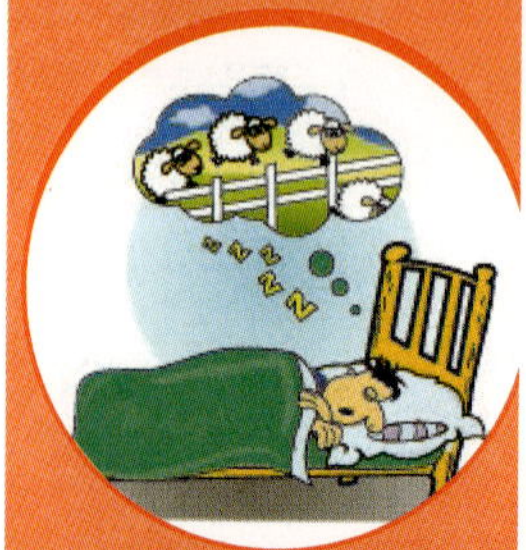

病症说明

失眠多梦是指睡眠质量差，从睡眠中醒来后自觉乱梦纷纭，并常伴有头昏神疲的一种脑科常见病症。主要表现为无法入睡和保持睡眠状态，早醒、醒后很难再入睡，频频从梦中惊醒，常伴有焦虑不安、全身不适、无精打采、反应迟缓、头痛、记忆力不集中等症状。

饮食建议

①宜食宁心安神的药食材，如远志、莲子、酸枣仁、核桃仁、柏子仁、益智仁、灵芝、葵花子、牛奶、猪肝等。

②适当地为大脑补充营养，使大脑功能完全恢复正常，宜食核桃、桂圆、猪脑、莲子、何首乌、猪心等。

饮食禁忌

患者睡前应忌食浓茶、白酒、槟榔、咖啡、巧克力、胡椒、辣椒、肉桂、花椒、羊肉、狗肉等刺激性食物。

香菇猪脑蒸蛋

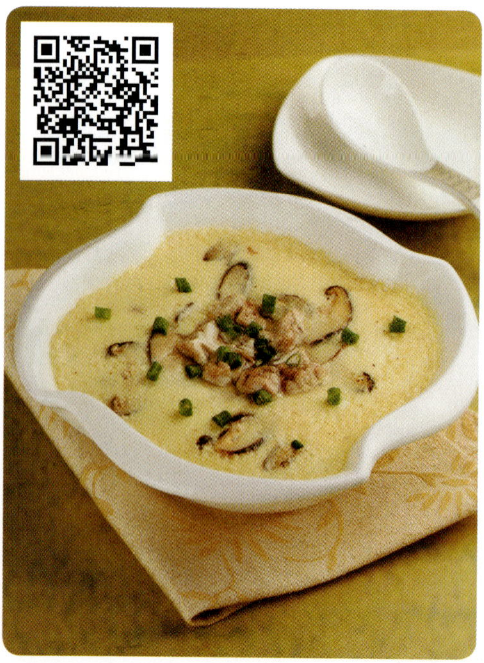

材料 猪脑1具，鸡蛋2个，水发香菇40克，葱花少许

调料 盐3克，鸡粉2克，料酒6毫升，芝麻油2毫升，胡椒粉适量

做法

①香菇、猪脑切块；锅中注清水烧开，放入盐、料酒、猪脑，煮沸，汆去血水，捞出，待用。

②鸡蛋入碗中，放盐、鸡粉、胡椒粉、芝麻油、香菇、温开水，拌匀备用。

③食材装碗中，放入蒸锅，小火蒸10分钟，放猪脑，蒸至熟取出，撒葱花即可。

保健功效 猪脑能益脑髓、补虚劳、镇惊安神，适合体质虚弱、气血虚亏所致的头晕头痛者及神经衰弱引起的失眠者食用。

小米黄豆粥

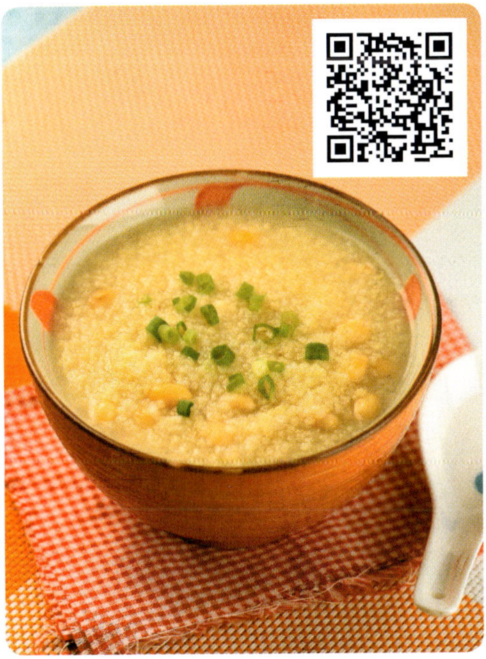

材料 小米50克，水发黄豆80克，葱花少许

调料 盐2克

做法

①砂锅中注清水烧开，倒入黄豆、小米，拌匀，转大火烧开，调小火煮30分钟至小米熟软，搅拌片刻，加入盐，拌匀至入味。

②盛出小米黄豆粥，放上葱花即成。

保健功效 黄豆含有矿物质、膳食纤维、卵磷脂、维生素、大豆蛋白和豆固醇，卵磷脂和不饱和脂肪酸是大脑和神经系统工作的必需营养成分，因此失眠、多梦、神经衰弱的人应常吃豆制品。

酸枣仁枸杞茶

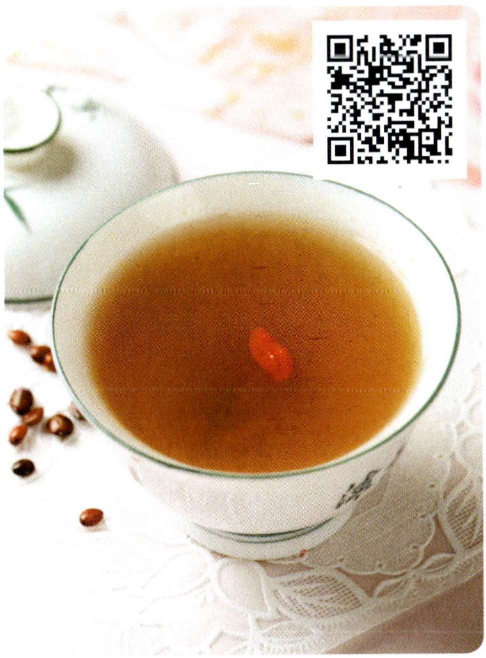

材料 酸枣仁8克，枸杞5克

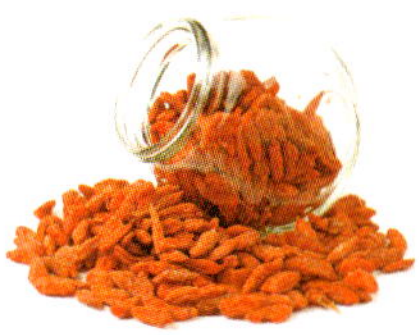

做法

①锅中注清水烧开，放入枸杞、酸枣仁，用小火煮至析出营养成分，搅拌片刻。

②把煮好的茶盛出，装入杯中即成。

保健功效 酸枣仁有很好的安神、助眠作用，搭配枸杞还能滋补肝肾、改善体质、调节神经功能，有助于改善失眠多梦的病症。

多汗症

Duohanzheng

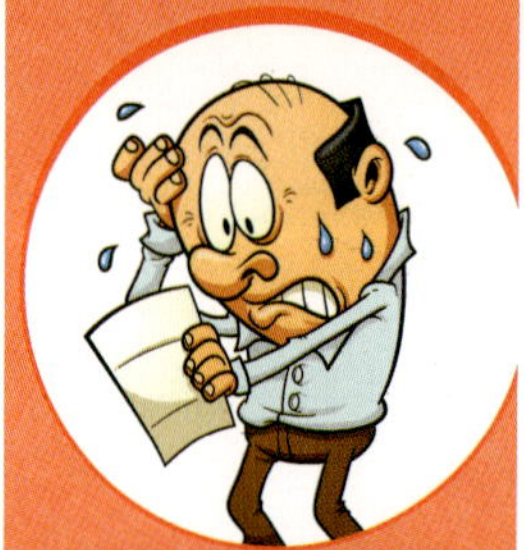

病症说明

多汗症是由于交感神经过度兴奋引起汗腺过多分泌的一种病症。该症病人出汗和面部潮红完全失去了正常的控制，多汗和面部潮红使患者每日处在无奈、焦躁或恐慌之中。多汗表现为全身（泛发性多汗症）或局部（局限性多汗症）异常地出汗过多。

饮食建议

①宜食益气固表、敛阴止汗的药食材，如浮小麦、太子参、黄芪、山药、五味子、猪肚、芡实、牛肉、燕麦等。

②宜食健脾的食物，如薏米、山药、扁豆、莲子、红枣等。

③宜食补阴的食物，如栗子、梨、葡萄、桃子、银耳、百合、木瓜、桂圆、黑豆、猪皮、鸡肉、甲鱼、蛤蜊等。

饮食禁忌

忌食辛辣刺激发汗的食物，如生姜、辣椒、胡椒、桂皮等。

当归黄芪牛肉汤

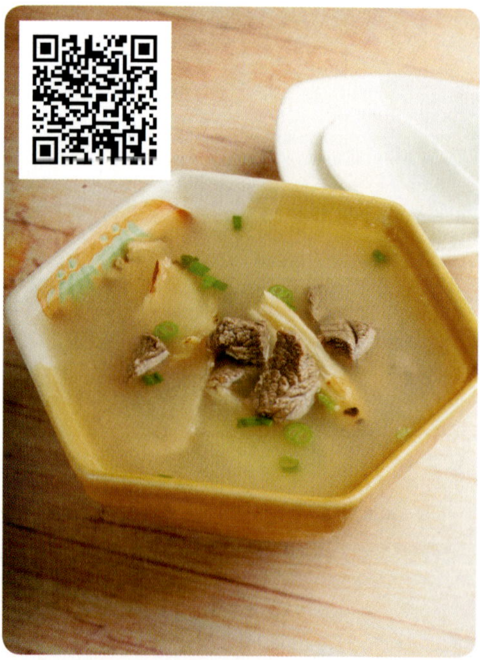

|材料| 牛肉240克，当归、黄芪各7克，姜片、葱花各少许

|调料| 盐、鸡粉各2克，料酒10毫升

|做法|

①牛肉切丁；锅中注清水烧开，倒牛肉丁、料酒，煮约半分钟，捞出，待用。

②砂锅中注清水烧开，倒入牛肉丁、姜片、当归、黄芪、料酒，煮沸后用小火煮约60分钟，至材料熟透，加入盐、鸡粉，中火续煮至汤汁入味。

③关火后盛出牛肉汤，撒上葱花即成。

保健功效 牛肉对预防筋骨不健、腰膝酸软等病症，促进血液循环、稳定血压都有一定的作用，本品能起到很好的补气、补血作用，适合气虚多汗者食用。

人参枸杞乌龟汤

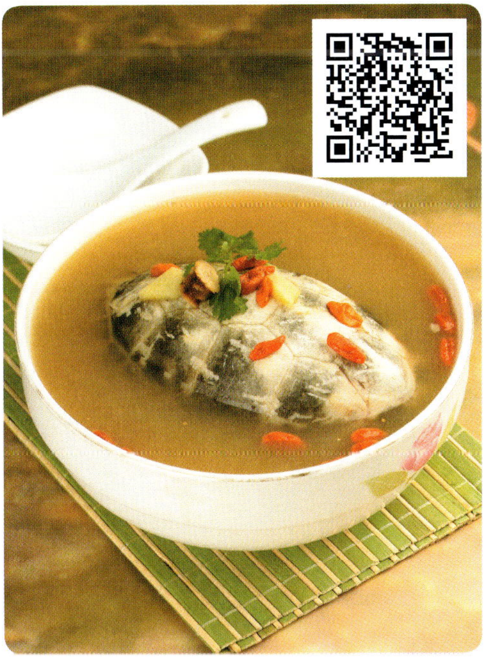

|材料| 人参7克，枸杞12克，姜片10克，乌龟450克

|调料| 料酒10毫升，鸡汁20毫升，盐2克，鸡粉2克，胡椒粉少许

|做法|

①锅中注清水，放入乌龟，煮沸，汆去血水，捞出，待用。

②砂锅中注清水烧开，放入乌龟、枸杞、人参、姜片、料酒，煮至沸腾，倒入鸡汁，烧开后用小火煮至食材熟透，放入盐、鸡粉、胡椒粉，拌匀。

③关火后盛出汤品即成。

保健功效 人参含有人参皂苷、固醇、人参多糖、维生素、有机酸等有效成分，有补气作用，适合由气虚造成多汗的人食用。

核桃枸杞五味子饮

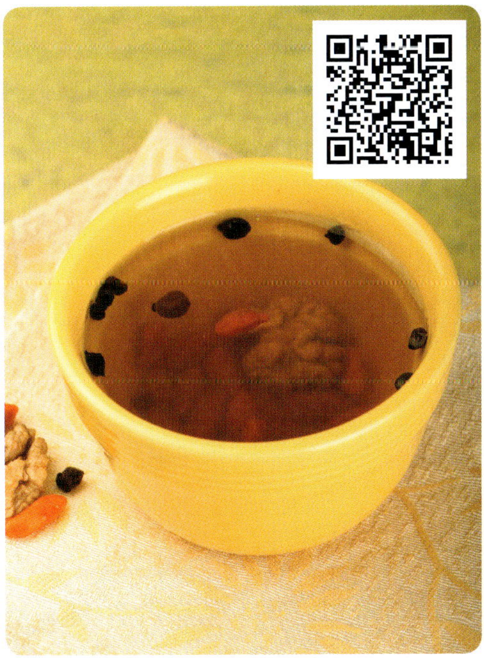

|材料| 核桃仁20克，枸杞8克，五味子4克

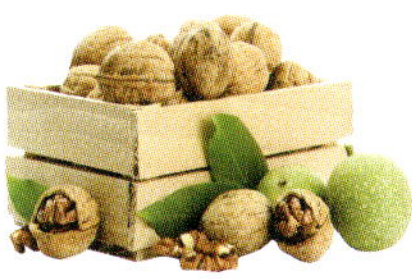

|做法|

①砂锅中注清水烧开。

②倒入核桃仁、枸杞、五味子，拌匀，用小火煮15分钟，至药材析出有效成分，持续搅拌片刻。

③把汤汁盛出即成。

保健功效 五味子有敛肺、滋肾、生津、收汗、涩精的功效，可调理肺虚喘咳、口干作渴、自汗、盗汗、劳伤羸瘦、梦遗滑精、久泻久痢等症。

妊娠呕吐

Renshen'outu

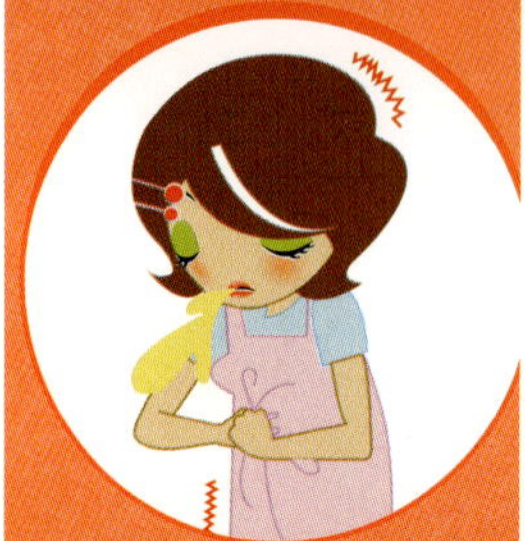

病症说明

妊娠呕吐症状的严重程度和持续时间因人而异，多数在孕6周前后出现，8～10周达到高峰，孕12周左右自行消失。主要症状为体重明显减轻、面色苍白、皮肤干燥、脉搏弱、尿量减少，严重时出现血压下降，引起肾前性急性肾衰竭。

饮食建议

①饮食宜清淡、易消化，供给充足的糖及维生素，主食以烂饭、馒头、粥、烂面条汤为主，辅以面包、饼干、果汁、蜂蜜、果酱点心、蔬菜、水果等。

②宜食牛奶、瘦肉、豆制品、猪心汤、猪肝汤、白菜、菠菜、萝卜、番茄、橘子、梨、柿子、橄榄、鲤鱼等。

饮食禁忌

①忌食酒、强烈刺激品及产气和含粗纤维多的食物，如薯类。

②忌食肥肉、坚硬果品等油腻及坚固不消化的食物。

鲜虾木耳芹菜粥

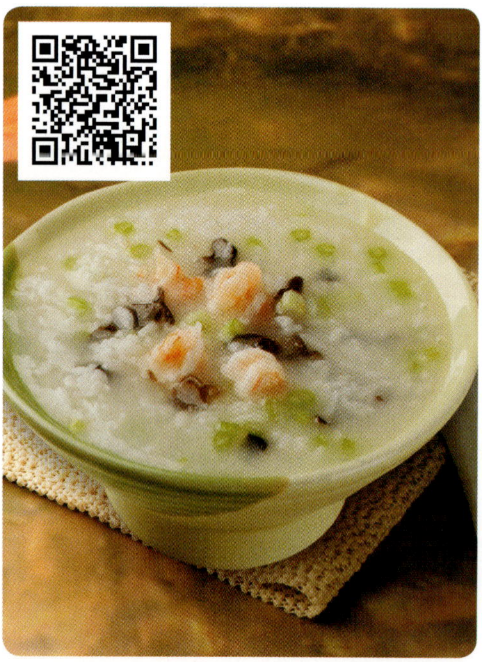

|材料| 水发大米100克，芹菜梗50克，虾仁45克，水发木耳35克，姜片少许

|调料| 盐3克，鸡粉2克，水淀粉、芝麻油各适量

|做法|

①虾仁去虾线，芹菜梗切粒，木耳撕小朵；虾仁装碗中，加盐、水淀粉，腌油入味。

②砂锅中注清水烧开，倒入大米，煮沸后用小火煮至米粒变软，放姜片、虾仁、木耳，小火续煮至九成熟，倒入芹菜粒、盐、鸡粉、芝麻油，拌煮至米粥熟透。

③关火后盛出芹菜粥即成。

保健功效 本品具有清热除烦、平肝、利水消肿、凉血止血的作用，对于妊娠呕吐患者有一定的食疗功效。

山药胡萝卜炒鸡胗

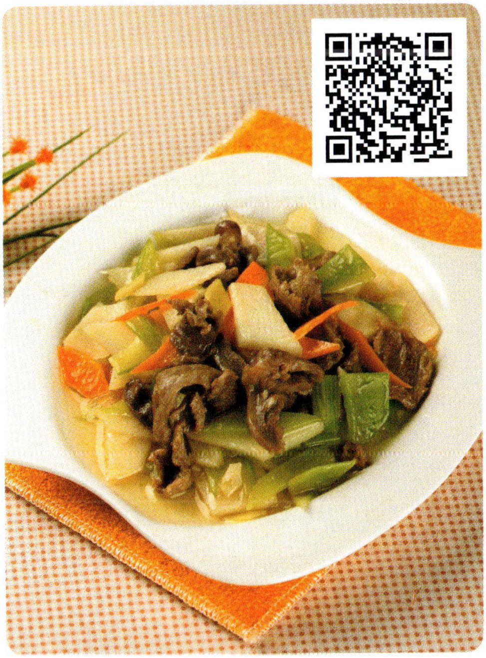

|材料| 山药150克，莴笋100克，胡萝卜30克，鸡胗200克，姜片、蒜末、葱各少许

|调料| 盐3克，鸡粉2克，生粉4克，生抽4毫升，料酒7毫升，水淀粉、食用油各适量

|做法|

①鸡胗装入碗中，加入盐、鸡粉、料酒、生粉，腌渍至食材入味。锅中注清水烧开，放盐、食用油、胡萝卜、莴笋，煮半分钟，放山药，煮断生捞出，另起锅，注入清水烧沸，加料酒、鸡胗，汆烫片刻，捞出。

②起油锅，放姜、蒜、葱、料酒、生抽、食材、盐、鸡粉、淀粉翻炒即成。

保健功效 本品能健脾补肺、益胃补肾、利尿降压，主治妊娠呕吐。

猴头菇山楂瘦肉汤

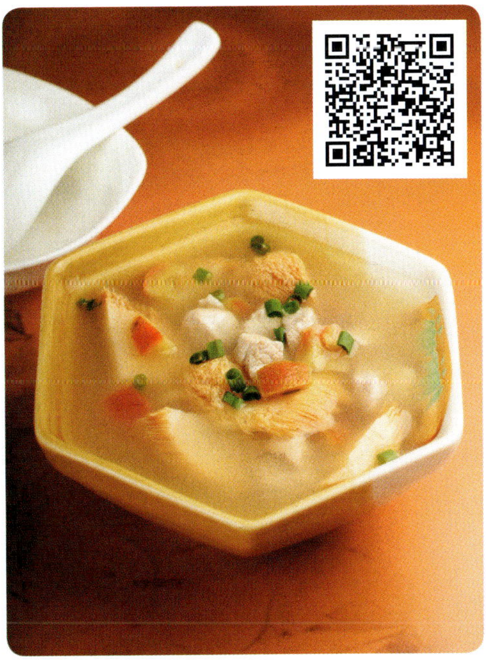

|材料| 水发猴头菇80克，山楂80克，猪瘦肉150克，葱花少许

|调料| 料酒8毫升，盐2克，鸡粉2克

|做法|

①猴头菇切小块，猪瘦肉切丁，山楂切小块，备用。

②砂锅中注清水烧开，放入瘦肉丁、猴头菇、山楂、料酒，烧开后小火煮30分钟至熟，加入盐、鸡粉。

③关火后盛出汤品，撒上葱花即成。

保健功效 本品有消食化积、补虚损、健胃、抗癌、利五脏的功效，妊娠反应严重者、妊娠呕吐的病人可常食。

产后缺乳

Chanhouqueru

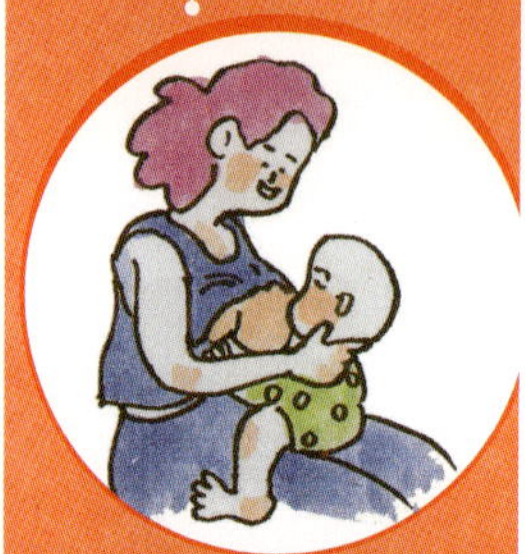

病症说明

产后缺乳是指哺乳期的妇女乳汁分泌量少，满足不了婴儿的需要的一种产后病症。产后缺乳主要临床表现为乳汁量极少甚至接近没有，乳汁清稀或浓稠，乳房柔软或胀痛，同时伴有头晕、神疲乏力、食欲不振、心烦等症。

饮食建议

①宜选择具有补足气血作用的中药材，如当归等。

②应食高蛋白、高热量、高维生素的食物以及能通乳催奶的药食材，如猪蹄、黄芪、当归、川芎、通草、羊肉、老母鸡、虾、鲫鱼、鸡蛋、骨头汤、豌豆、花生、萝卜、茭白、龙眼、大枣等。

饮食禁忌

忌食辛辣刺激性或生冷性寒的食物，如大麦芽、香菜、花椒、辣椒、胡椒、芥末、烈酒、咖啡、浓茶、苦瓜等。

木瓜花生排骨煲

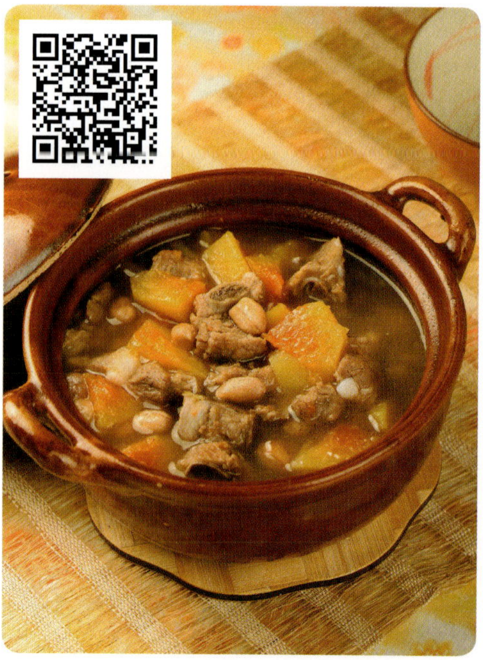

材料 木瓜100克，排骨170克，水发花生米60克，姜片、蒜末、葱段各少许

调料 盐2克，鸡粉2克，生抽3毫升，蚝油5毫升，食用油适量

做法

①锅中注清水烧开，倒入排骨，拌匀，汆去血水，捞出，待用。

②用油起锅，放姜片、蒜末、葱段、排骨、生抽、蚝油、清水、花生，烧开后小火焖熟，倒入木瓜、盐、鸡粉，将材料转到砂锅中。

③将砂锅置于旺火上，烧开，用小火炖15分钟，至食材熟烂，将砂锅取下即成。

保健功效 本品富含脂肪和优质蛋白质等营养成分，适合产后缺乳的女性食用。

香菇炖猪蹄

|材料| 猪蹄块280克，上海青100克，鲜香菇60克，姜片、蒜末、葱段各少许

|调料| 盐3克，鸡粉2克，白糖3克，豆瓣酱10克，生抽8毫升，料酒20毫升，白醋10毫升，老抽3毫升，水淀粉5毫升，食用油适量

|做法|

①锅中注清水烧开，加食用油、上海青，煮熟捞出，猪蹄倒沸水中，加料酒、白醋，煮沸，撇去浮沫，捞出备用。

②锅中注油烧热，放姜片、蒜末、葱段、猪蹄、清水、香菇、所有调味料焖25分钟，加水淀粉，炒匀即成。

保健功效 本品能提供哺乳期所需的营养，特别适合产后缺乳的患者食用。

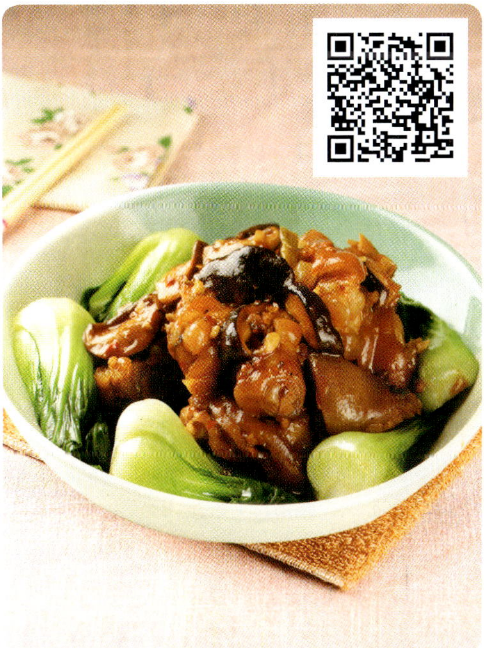

黄花菜蒸草鱼

|材料| 草鱼肉400克，水发黄花菜200克，红枣20克，枸杞、姜丝、葱丝各少许

|调料| 盐3克，鸡粉2克，蚝油6毫升，生粉15克，料酒7毫升，蒸鱼豉油15毫升，芝麻油、食用油各适量

|做法|

①红枣切块，黄花菜去蒂，草鱼切块。

②把鱼块装在碗中，加姜丝、枸杞、红枣、黄花菜、料酒、鸡粉、盐、蚝油、蒸鱼豉油、生粉、芝麻油，腌渍入味，蒸盘中摆上材料，静置片刻，待用。

③蒸锅上火烧开，放入蒸盘，大火蒸熟透，取出，点缀上葱丝，浇上热油即成。

保健功效 本品有益智、抗衰老的作用，能提供乳汁中所含的营养物质。

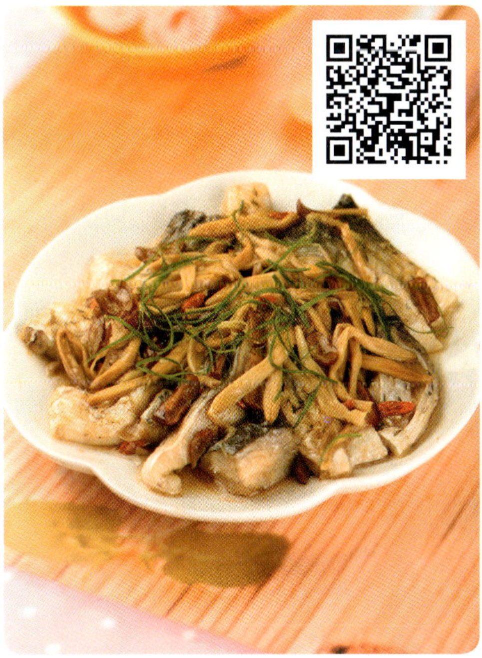

更年期综合征

Gengnianqizonghezheng

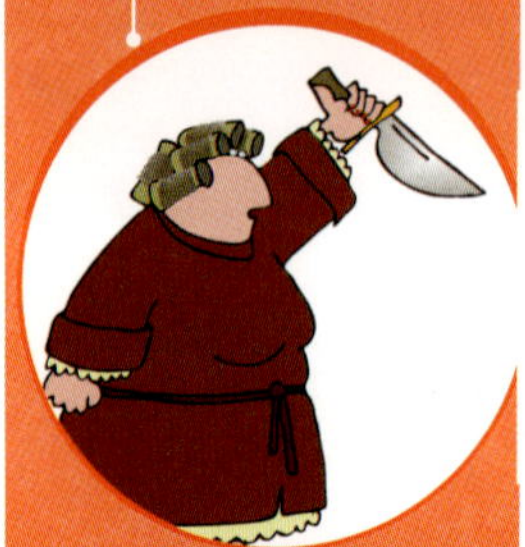

病症说明

更年期综合征是由雌激素水平下降而引起的一系列症状。更年期妇女，由于卵巢功能减退，垂体功能亢进，分泌过多的促性腺激素，引起植物神经紊乱。表现为四肢乏力、失眠忧郁、情绪不稳定、心悸胸闷、性交不适、出汗潮热、月经紊乱、体重增加、肌肉疼痛、血压升高、面部出现皱纹等。

饮食建议

①宜食补充雌激素的药食材，如黄豆、豌豆、土豆、葵花子、松仁、黑米、当归、女贞子、杜仲、枸杞、旱莲草等。

②宜选用具有滋补肝肾作用的中药材，如山茱萸等。

③宜食营养价值高的动物蛋白质，如鸡蛋、牛奶、牛肉等。

饮食禁忌

①忌食辛辣刺激性食物，如酒、咖啡、葱姜蒜、辣椒等。

②慎食胆固醇高的食物，如蛋黄、肥肉、动物内脏等。

木耳炒百合

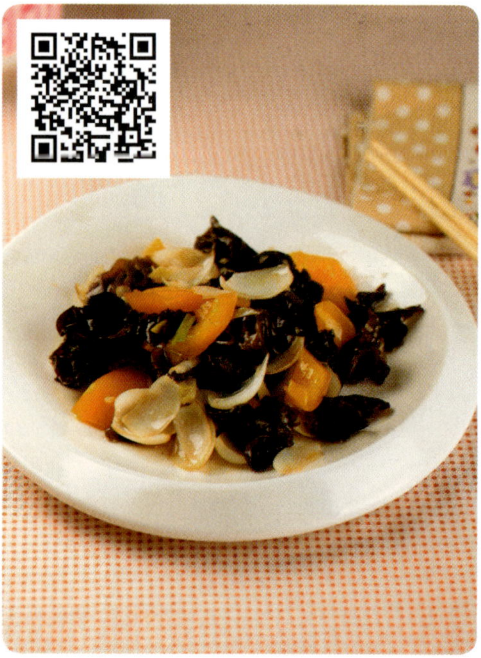

材料 水发木耳50克，鲜百合40克，胡萝卜70克，姜片、蒜末、葱段各少许

调料 盐3克，鸡粉2克，料酒3毫升，生抽4毫升，水淀粉、食用油各适量

做法

①胡萝卜切片，木耳撕小朵。

②锅中注清水烧开，加盐、胡萝卜片、木耳、食用油，焯至断生后捞出，待用。

③用油起锅，放入姜片、蒜末、葱段、百合、料酒、焯好的食材，翻炒至食材熟透，转小火，加入盐、鸡粉、生抽、水淀粉，翻炒入味即可。

保健功效 百合、木耳与胡萝卜搭配，能补充多种维生素和膳食纤维，能滋阴、清热、除烦，更年期女性宜常吃。

黄豆马蹄鸭肉汤

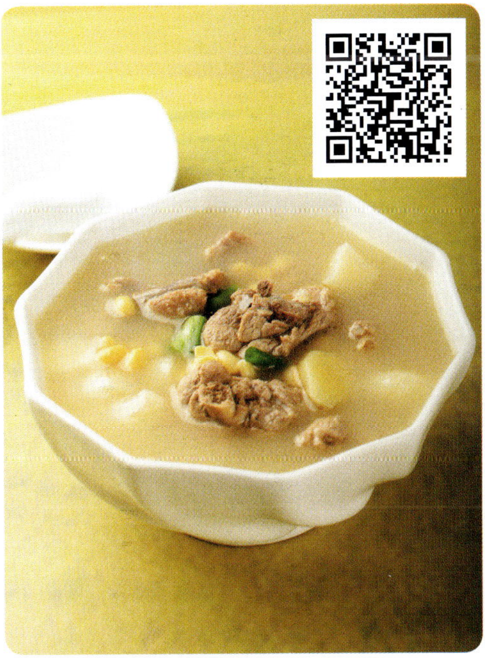

|材料| 鸭肉500克，马蹄110克，水发黄豆120克，姜片20克

|调料| 料酒20毫升，盐2克，鸡粉2克

|做法|

①马蹄切小块，鸭肉斩块，备用。

②锅中注清水烧开，放入鸭块、料酒，煮至沸，汆去血水，捞出，待用。

③砂锅中注清水烧开，倒入黄豆、马蹄、鸭块，放入姜片、料酒，烧开后用小火炖40分钟，至食材熟透，加入盐、鸡粉，拌匀盛出即成。

保健功效 鸭肉含有B族维生素、维生素E和蛋白质，脂肪含量比较低，营养丰富且易于消化，有降低胆固醇的作用，适合肥胖、高血压的更年期女性食用。

薏米莲子红豆粥

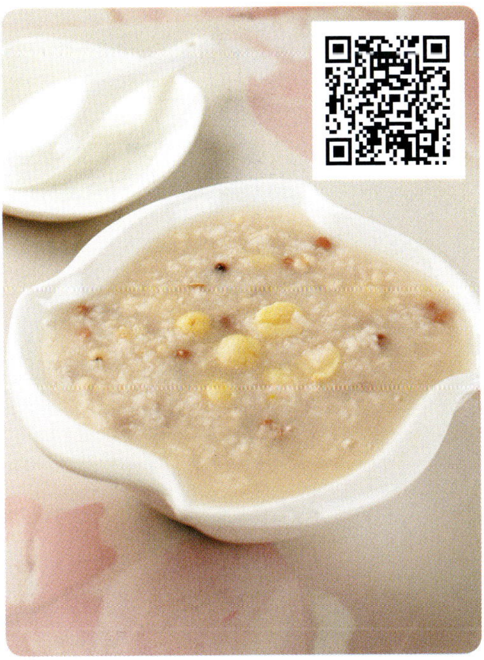

|材料| 水发大米100克，水发薏米90克，水发莲子70克，水发红豆70克

|做法|

①砂锅中注清水烧开，倒入洗净的大米、薏米、莲子、红豆，烧开后用小火煮30分钟，至食材软烂，搅动片刻。

②关火后将煮好的薏米莲子红豆粥盛出，装入汤碗中即成。

保健功效 红豆含有粗纤维、烟酸、维生素等营养物质，其所富含的粗纤维能促进血液中脂肪和胆固醇的代谢，能预防更年期女性因激素水平变化而发胖，薏米还有清热、健脾的功效，能改善肝肾阴虚和消化不良等症状。

痤疮

Cuochuang

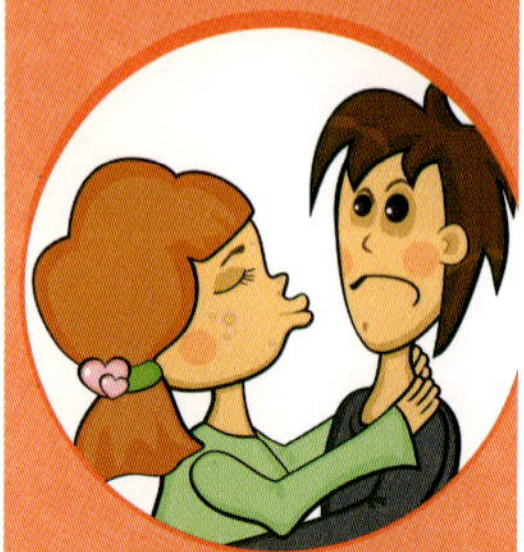

病症说明

痤疮又叫青春痘、粉刺、毛囊炎，常见于青春发育期青少年。症状为红色丘疹、脓疱、结节、脓肿、囊肿及疤痕；皮损好发于面部，尤其是前额、颊部、颏部，其次为胸背部、肩部皮脂腺丰富区，对称性分布，偶尔也发生在其他部位。

饮食建议

①宜食抑制皮脂腺分泌的药食材，如花生、大豆、糙米、鸡蛋、土豆、鱼肝、人参、芦荟、当归、黄连、川芎等。

②宜选用具有消炎杀菌作用的中药材，如芦荟等。

③宜食清热排毒的食物，如绿豆、冬瓜、莲子、丝瓜等。

饮食禁忌

①慎食辛辣刺激性食物，如咖啡、辣椒、胡椒、桂皮等。

②慎食热性水果，如榴莲、芒果、桂圆等。

③慎食发物，如羊肉、咸肉、虾、螃蟹等。

苦瓜绿豆汤

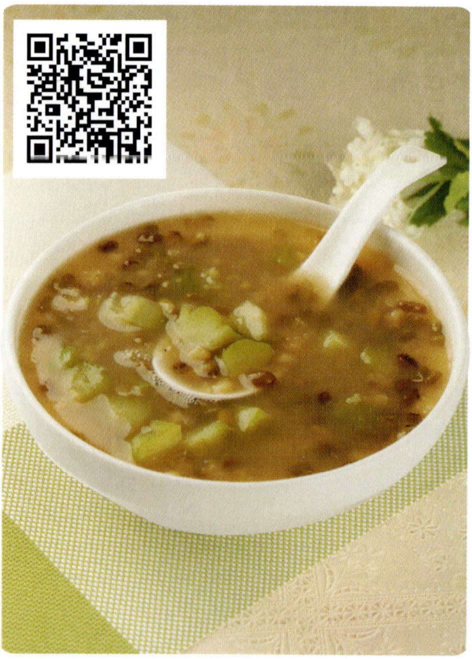

材料 水发绿豆200克，苦瓜100克，冰糖40克

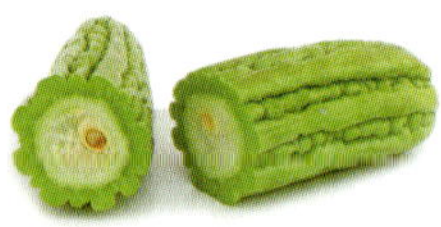

做法

①苦瓜切小块，待用。

②砂锅中注清水烧开，倒入绿豆，煮沸后用小火煮约40分钟，至绿豆变软，倒入苦瓜、冰糖，搅拌使其散开，用小火续煮约10分钟至食材熟透，搅拌片刻。

③盛出绿豆粥，装入汤碗中即成。

保健功效 绿豆和苦瓜都有较好的清热作用，患有痤疮、酒渣鼻、皮脂腺分泌旺盛者宜常吃。

花生银耳牛奶

材料 花生80克，水发银耳150克，牛奶100毫升

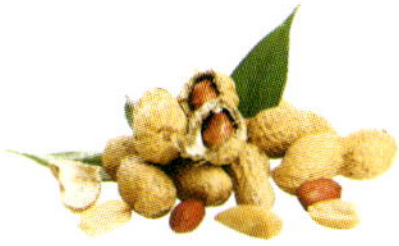

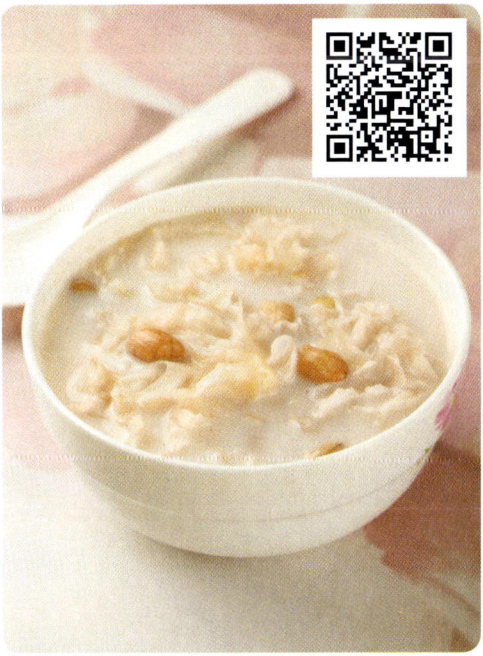

做法

①银耳撕小朵，备用。

②砂锅中注入清水烧开，放入花生米、银耳，烧开后用小火煮20分钟，倒入牛奶，搅拌均匀，煮至沸。

③关火后将花生银耳牛奶盛出，装入碗中即成。

保健功效 花生含有油酸与维生素E，可以强化血管、使血流顺畅，银耳能滋阴、清热，牛奶能滋润皮肤，搭配食用有助于改善痤疮及平复疤痕。

芦荟酸奶

材料 芦荟100克，酸奶200毫升

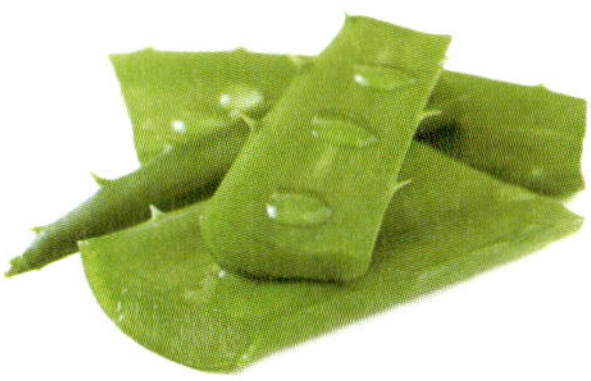

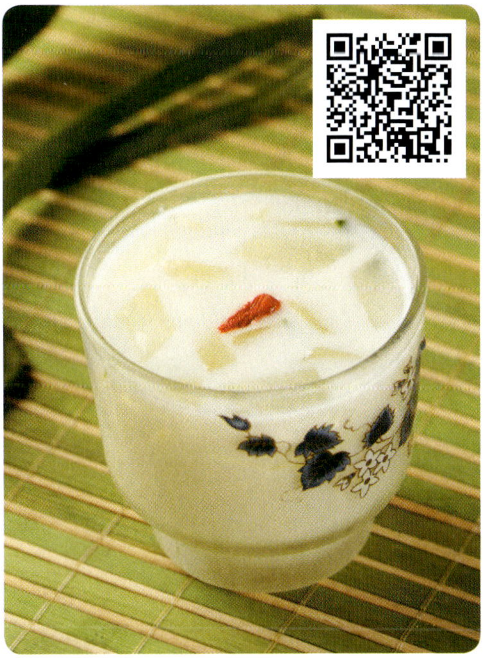

做法

①芦荟切成小块，待用。

②芦荟肉装入杯中，倒入酸奶。

③用勺子拌匀即成。

保健功效 芦荟有很好的清热、消炎作用，本品有助于减轻痤疮的症状，并且有一定的食疗功效。

脱发

Tuofa

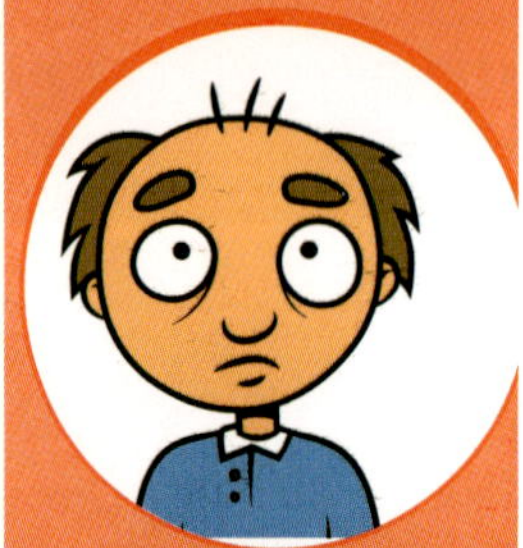

病症说明

脱发是指头发脱落的现象。正常脱落的头发都是处于退行期及休止期的毛发，由于进入退行期与新进入生长期的毛发不断处于动态平衡。病理性脱发是指头发异常或过度的脱落。主要症状是头发油腻，发质焦枯发蓬、缺乏光泽，有淡黄色鳞屑固着难脱，或灰白色鳞屑飞扬，自觉瘙痒。

饮食建议

①宜食抗毛发衰老的药食材，如何首乌、黑芝麻、黑豆等。

②宜食补充肾气、调节内分泌的药食材，如菟丝子、肉苁蓉、枸杞、杜仲、女贞子、猪腰、羊腰等。

③宜食富含铁质的食物，如瘦肉、菠菜、包菜、紫菜等。

饮食禁忌

①慎食辛辣刺激肥腻的食物，如辣椒、芥末、酒、肥肉等。

②慎食酸性过强的食物，如牛肉、金枪鱼、奶酪等。

海马炖猪腰

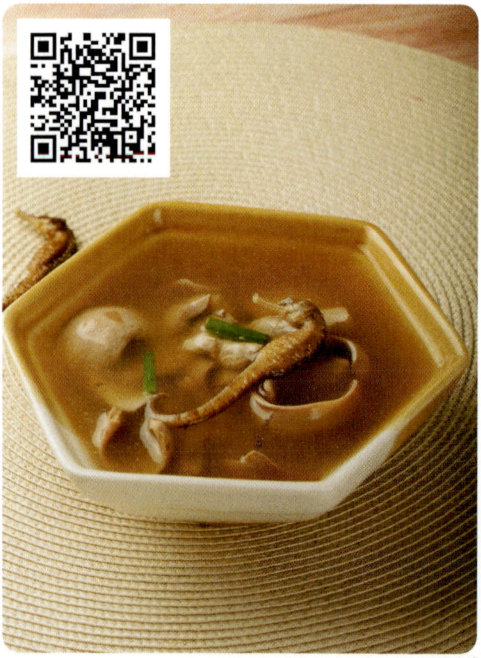

|材料| 猪腰300克，猪瘦肉200克，姜片25克，海马8克

|调料| 盐、鸡粉各2克，料酒8毫升

|做法|

①瘦肉切丁，猪腰切片，备用。

②锅中注水烧热，倒入猪腰、瘦肉丁、料酒，大火煮约半分钟，汆去血水，待食材断生后捞出，锅置火上烧热，倒入海马，快炒至其呈焦黄色，盛出，待用。

③锅中注清水烧开，倒入猪腰、瘦肉、海马、姜片、料酒，煮沸后小火煮至熟透，加鸡粉、盐，中火续煮入味即成。

保健功效 本品能补虚强身、滋阴润燥，凡病后体弱、毛发脱落、腰酸及肾气虚寒者，皆可将其作为营养滋补之品。

芝麻杏仁粥

|材料| 水发大米120克，黑芝麻6克，杏仁12克

|调料| 冰糖25克

|做法|

①锅中注清水烧热，放入洗净的杏仁、大米、黑芝麻，搅拌使食材散开，大火煮沸，转小火煮约30分钟至米粒变软，放入冰糖，中火续煮至冰糖完全溶化。

②关火后，盛出煮好的芝麻杏仁粥，装入碗中即可食用。

保健功效 杏仁与黑芝麻搭配，含有丰富的不饱和脂肪酸和维生素E等成分，能提高机体的抗病能力，并调节激素水平，适合激素性脱发和肝肾亏虚所致脱发的人食用。

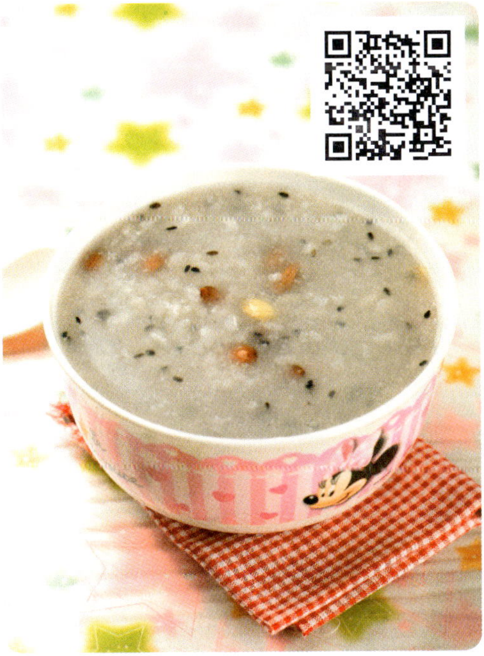

核桃仁黑豆浆

|材料| 水发黑豆100克，核桃仁40克

|调料| 白糖5克

|做法|

①取榨汁机，倒入黑豆、矿泉水，搅拌片刻，榨出汁水，断电后倒出汁水，滤去豆渣，再取榨汁机，倒入豆汁、核桃仁，搅拌至核桃仁变成细末，即成生豆浆。

②砂锅中倒入生豆浆，置于大火上烧热，大火续煮至汁水沸腾，加入白糖，续煮至白糖溶化，再掠去浮沫。

③关火后盛出核桃仁黑豆浆即成。

保健功效 核桃仁和黑豆富含蛋白质、不饱和脂肪酸、维生素B_1、维生素B_2、维生素B_6、铜、镁、铁、叶酸等营养成分，常吃能滋补肝肾，使头发乌黑、浓密。

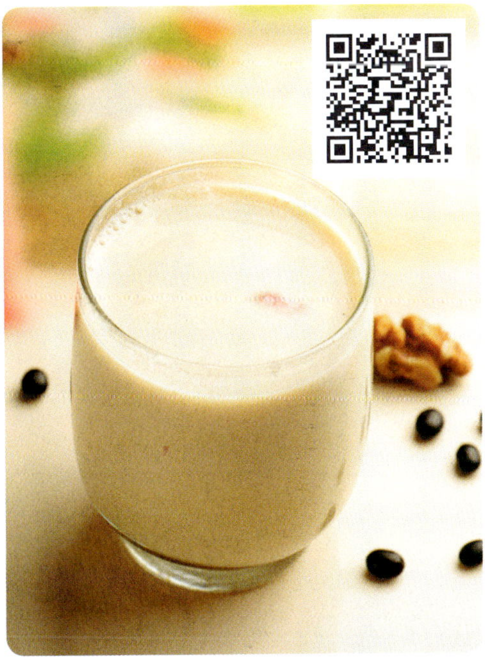

首乌菟丝子补骨脂茶

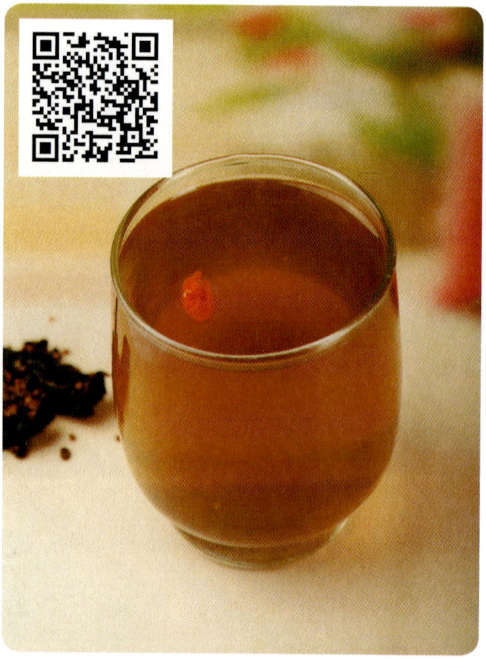

|材料| 何首乌15克，补骨脂10克，菟丝子7克

|做法|

①砂锅中注入清水烧开，放入何首乌、补骨脂、菟丝子，烧开后用小火煲煮约15分钟，至药材析出有效成分，捞出药材及其杂质，用中火续煮片刻。

②关火后盛出砂锅中的茶汁即成。

保健功效 何首乌含有大黄酚、大黄素、大黄酸、脂肪油、糖类、土大黄苷、卵磷脂等有效成分，有补肝肾、益精血、乌须发、强筋骨之功效，比较适合面色萎黄或苍白、畏寒肢冷、腰膝酸痛，因肝肾亏虚而脱发的患者食用。

桑葚黑豆黑米粥

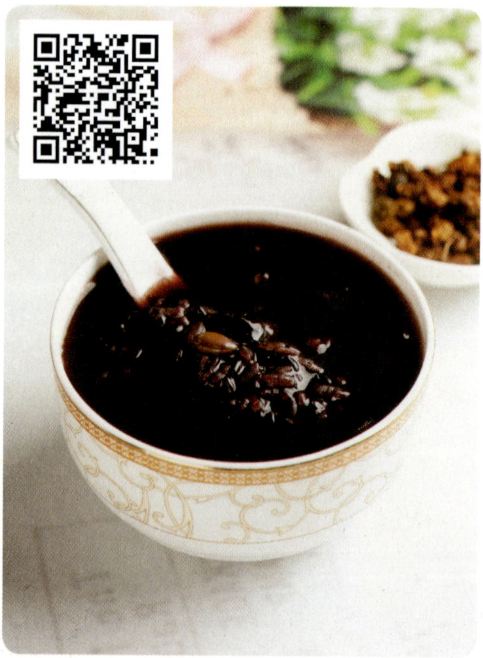

|材料| 桑葚15克，水发黑豆20克，水发黑米50克，水发大米50克

|调料| 冰糖10克

|做法|

①锅中注水烧开，倒入桑葚，用小火煮15分钟至其析出有效成分，捞出。

②倒入黑豆、黑米、大米，用小火煮40分钟至食材熟透，搅匀，放入冰糖，煮至冰糖溶化，搅拌均匀。

③关火后把煮好的桑葚黑豆黑米粥盛出，装入碗中即成。

保健功效 黑豆具有补肾益阴、健脾利湿、益气补血等功效，黑豆和桑葚、黑米同食对因肝肾亏虚而脱发的患者很有帮助。